LUDOPATIA

La Ludopatia: Un Disturbo Sempre Più Diffuso

Cos'è la ludopatia?

La ludopatia, o gioco d'azzardo patologico, è un disturbo del controllo degli impulsi che si manifesta con una dipendenza compulsiva dal gioco d'azzardo. Chi ne soffre non riesce a resistere al desiderio di scommettere, anche a costo di perdere grandi somme di denaro e di compromettere seriamente la propria vita sociale, familiare e lavorativa.

Quali sono le cause della ludopatia?

Le cause della ludopatia sono complesse e non ancora del tutto chiarite. Tra i fattori che possono contribuire allo sviluppo di questo disturbo, si possono citare:

- **Fattori biologici:** predisposizione genetica, alterazioni dei neurotrasmettitori.
- **Fattori psicologici:** bassa autostima, difficoltà a gestire lo stress, ricerca di emozioni forti.
- **Fattori sociali:** pressione dei pari, disponibilità di giochi d'azzardo, messaggi pubblicitari che promuovono il gioco.

Quali sono i sintomi della ludopatia?

I sintomi della ludopatia possono variare da persona a persona, ma in generale includono:

- **Bisogno crescente di giocare:** per provare le stesse emozioni, il giocatore ha bisogno di scommettere somme sempre maggiori.
- **Incapacità di controllare il gioco:** nonostante i tentativi, il giocatore non riesce a ridurre o smettere di giocare.
- **Pensieri ossessivi:** il gioco occupa gran parte dei pensieri del giocatore, anche quando non sta giocando.
- **Mentire ai familiari e agli amici:** per nascondere l'entità del problema.
- **Compromettere relazioni interpersonali e attività lavorative:** a causa del tempo e del denaro dedicati al gioco.
- **Commettere reati:** per procurarsi il denaro necessario per giocare.

Come si cura la ludopatia?

La ludopatia è un disturbo curabile, ma richiede un percorso terapeutico personalizzato che può includere:

- **Psicoterapia:** per affrontare le cause psicologiche alla base del

disturbo.
- **Farmacoterapia:** per alleviare i sintomi dell'ansia e della depressione.
- **Gruppi di auto-mutuo aiuto:** per condividere l'esperienza con altre persone che affrontano lo stesso problema.
- **Intervento familiare:** per coinvolgere i familiari nel processo di recupero.

La situazione della ludopatia in Italia, basandosi su due principali considerazioni:

- **Correlazione tra crescita del mercato del gioco e aumento dei ludopatici:** Questa correlazione è plausibile e supportata da numerosi studi. L'espansione del mercato del gioco, sia fisico che online, aumenta l'esposizione della popolazione al gioco d'azzardo, favorendo lo sviluppo di comportamenti patologici.
- **Moltiplicatore degli effetti sociali:** il numero di persone direttamente colpite dalla ludopatia sia sottostimato, poiché ogni ludopatico coinvolge in media tre familiari. Questo aspetto evidenzia l'impatto sociale significativo di questa patologia, che va ben oltre il singolo individuo.

Analisi approfondita del mercato del gioco in Italia

L'industria del gioco ha dimostrato una notevole resilienza e un'elevata capacità di adattamento, anche in periodi di crisi economica generale. Tuttavia, **sottovalutare i rischi sarebbe un errore.**

Punti di forza del settore:

- **Ampia diffusione:** Come giustamente sottolinei, il gioco è un fenomeno molto diffuso nella popolazione, con un numero considerevole di giocatori abituali.
- **Resilienza economica:** Il settore ha dimostrato di poter resistere a diverse crisi economiche, grazie alla sua capacità di adattarsi a nuove tendenze e tecnologie.
- **Potenziale di crescita:** Con l'avvento del gioco online e lo sviluppo di nuove piattaforme e prodotti, il mercato del gioco continua a espandersi.

Fattori di rischio:

- **Regolamentazione crescente:** Sempre più governi stanno introducendo normative più stringenti per limitare la diffusione del

gioco d'azzardo e proteggere i consumatori.
- **Mutamenti sociali:** Un'evoluzione dei valori sociali potrebbe portare a una diminuzione dell'interesse per il gioco d'azzardo, soprattutto tra le nuove generazioni.
- **Concorrenza:** Il mercato del gioco è altamente competitivo, con nuovi operatori che entrano continuamente in gioco.
- **Rischi legati alla dipendenza:** La crescita del numero di giocatori patologici rappresenta un problema sociale e può portare a una maggiore regolamentazione e a una perdita di fiducia da parte dei consumatori.
- **Crisi economiche profonde:** Anche se il settore ha dimostrato una certa resilienza, una crisi economica prolungata e profonda potrebbe impattare negativamente sul potere d'acquisto dei consumatori e ridurre la spesa per il gioco.

La distinzione tra gioco occasionale e ludopatia è fondamentale. Mentre il gioco occasionale può essere considerato una forma di intrattenimento, la ludopatia è una patologia seria con gravi conseguenze sociali e personali. È importante sottolineare che non tutti coloro che giocano d'azzardo sviluppano una dipendenza, ma il rischio esiste e va considerato.

Un quadro allarmante della diffusione del gioco d'azzardo in Italia:
- **Crescita esponenziale:** L'incremento del 16,2% nel primo bimestre del 2010 rispetto all'anno precedente evidenzia una crescita vertiginosa del settore, nonostante la crisi economica che stava attraversando il Paese.
- **Gioco illegale:** La stima di 80 miliardi di euro di giro d'affari annuo per il gioco illegale è particolarmente preoccupante. Questo dato suggerisce l'esistenza di un mercato sommerso molto ampio, difficilmente controllabile e con ricadute negative ancora maggiori rispetto al gioco legale.

Implicazioni sociali ed economiche

Questa diffusione massiccia del gioco d'azzardo ha profonde implicazioni sociali ed economiche:
- **Aumento della ludopatia:** La crescita del mercato favorisce lo sviluppo di comportamenti patologici, con un conseguente aumento del numero di persone affette da ludopatia.

- **Problemi economici e sociali:** La dipendenza dal gioco può portare a gravi conseguenze economiche per i giocatori e le loro famiglie, con debiti, perdita del lavoro e disagio sociale.
- **Criminalità organizzata:** Il gioco illegale è spesso collegato alla criminalità organizzata, che ne trae profitti illeciti e alimenta fenomeni come l'usura e il riciclaggio di denaro.
- **Mancato gettito fiscale:** Il gioco illegale sottrae risorse allo Stato, privandolo di importanti entrate fiscali.

Perché riflettere sui costi umani e sociali?

I dati presentati dovrebbero spingere a una riflessione profonda sulle conseguenze negative del gioco d'azzardo:

- **Impatto sulla salute mentale:** La ludopatia è una malattia che può avere gravi ripercussioni sulla salute mentale dei soggetti affetti, causando ansia, depressione e pensieri suicidari.
- **Disgregazione familiare:** La dipendenza dal gioco può portare alla disgregazione delle famiglie, con separazioni e divorzi.
- **Perdita di produttività:** La ludopatia può compromettere la capacità lavorativa degli individui, con conseguenti perdite economiche per le imprese e per la collettività.
- **Danni all'immagine del Paese:** La diffusione del gioco d'azzardo può danneggiare l'immagine di un Paese all'estero, associandolo a comportamenti rischiosi e alla criminalità.

In conclusione, l'industria del gioco è un settore complesso e dinamico, caratterizzato da una forte crescita ma anche da significativi rischi.

Il gioco online rappresenta indubbiamente una delle sfide più significative del nostro tempo nel panorama del gioco d'azzardo. La tua analisi sulla sua crescita esponenziale è assolutamente corretta e merita un approfondimento.

Perché il gioco online è così attraente?

- **Accessibilità:** Basta un dispositivo connesso a internet per accedere a un'infinita varietà di giochi e scommesse, 24 ore su 24, 7 giorni su 7.
- **Anonimato:** Molti giocatori online si sentono più a loro agio nell'anonimato, senza la pressione sociale di un casinò fisico.
- **Gamification:** L'utilizzo di elementi tipici dei videogiochi, come i bonus, i livelli e le sfide, rende l'esperienza di gioco più coinvolgente e accattivante.
- **Velocità:** Le transazioni online sono rapide e immediate,

permettendo ai giocatori di piazzare scommesse in pochi click.

Quali sono le implicazioni di questa crescita esponenziale?

- **Aumento della ludopatia:** L'accessibilità e la discrezione del gioco online possono aumentare il rischio di sviluppare una dipendenza dal gioco, soprattutto tra i giovani.
- **Difficoltà nel controllo:** Il gioco online rende più difficile il controllo da parte delle autorità e delle famiglie, poiché è difficile tracciare le spese e le abitudini di gioco degli utenti.
- **Impatto sociale ed economico:** Come hai già sottolineato, il gioco online ha un impatto significativo sull'economia, ma anche sulla società, con potenziali conseguenze negative in termini di debiti, criminalità e disagio sociale.

Cosa si può fare?

Per affrontare questa sfida complessa è necessario un intervento su più fronti:

- **Regolamentazione più stringente:** È fondamentale introdurre norme più severe per il gioco online, prevedendo limiti alle somme giocate, obblighi di verifica dell'identità e misure di protezione dei consumatori vulnerabili.
- **Educazione e prevenzione:** È necessario investire in campagne di sensibilizzazione sui rischi del gioco d'azzardo, soprattutto tra i giovani.
- **Trattamento della ludopatia:** È importante garantire l'accesso a servizi di cura e riabilitazione per le persone affette da ludopatia.
- **Collaborazione internazionale:** Il gioco online è un fenomeno transnazionale, quindi è necessaria una cooperazione internazionale per combattere l'illegalità e proteggere i consumatori.

Approfondiamo alcuni punti chiave:

- **Irresistibilità e incontrollabilità:** L'impulso a giocare diventa per il ludopatico una vera e propria ossessione, capace di sopraffare ogni razionalità e controllo. Questa compulsività è paragonabile a quella che si verifica nelle dipendenze da sostanze.
- **Emozioni contrastanti:** L'alternanza tra euforia durante le vincite e depressione durante le perdite crea un circolo vizioso che rafforza la dipendenza. L'euforia, pur essendo momentanea, diventa un potente rinforzo positivo, spingendo il giocatore a ripetere l'esperienza.

- **Dipendenza senza sostanza:** La ludopatia, pur non essendo legata all'assunzione di sostanze, è a tutti gli effetti una dipendenza. Il gioco diventa una sorta di "sostanza" psicologica che il soggetto ricerca per alleviare tensioni e ansie.
- **Sollievo momentaneo:** Il gioco procura un sollievo solo temporaneo, non risolvendo le cause profonde del disagio. Anzi, spesso aggrava la situazione, generando un circolo vizioso di debiti, problemi relazionali e stress.

Altri aspetti da considerare:

- **Fattori scatenanti:** Oltre alle caratteristiche individuali, fattori come lo stress, la noia, la solitudine e le difficoltà economiche possono aumentare il rischio di sviluppare una dipendenza dal gioco.
- **Impatto sociale:** La ludopatia ha un impatto devastante sulla vita delle persone e delle loro famiglie, provocando danni economici, sociali e relazionali.
- **Prevenzione e trattamento:** È fondamentale investire in programmi di prevenzione e in servizi di trattamento per le persone affette da ludopatia. La terapia cognitivo-comportamentale, i gruppi di auto-mutuo aiuto e il supporto psicologico sono strumenti validi per affrontare questo disturbo.

In conclusione, la ludopatia è un problema serio e complesso che richiede un approccio multidisciplinare. È necessario sensibilizzare l'opinione pubblica, promuovere la ricerca scientifica e mettere in atto politiche pubbliche efficaci per contrastare la diffusione di questo fenomeno.

Il ruolo dello Stato è infatti cruciale:

- **Monitoraggio costante:** Un sistema di sorveglianza efficace permette di individuare tempestivamente i segnali di allarme e di adattare le strategie di intervento di conseguenza.
- **Campagne di comunicazione mirate:** Informazioni chiare e trasparenti sui rischi del gioco d'azzardo, rivolte a diversi target (giovani, adulti, famiglie), possono contribuire a prevenire la dipendenza.
- **Regolamentazione efficace:** Una normativa adeguata, che limiti la pubblicità ingannevole, stabilisca distanze minime tra i punti di gioco e luoghi sensibili, e introduca limiti alle somme giocate, è

fondamentale per proteggere i consumatori più vulnerabili.
- **Collaborazione pubblico-privato:** La sinergia tra istituzioni, operatori sanitari e imprese del settore può portare a risultati più efficaci nella prevenzione e nel trattamento della ludopatia.

L'importanza di incoraggiare l'aspetto ludico del gioco e di contrastare le derive patologiche è un punto chiave. Il gioco, se praticato in modo responsabile, può essere una forma di svago e di socializzazione. Tuttavia, è fondamentale distinguere tra gioco come intrattenimento e gioco patologico, e mettere in atto tutte le misure necessarie per prevenire quest'ultimo.

Alcuni punti specifici che potrebbero essere ulteriormente approfonditi:

- **Educazione al gioco responsabile:** L'educazione al gioco responsabile dovrebbe essere integrata nei programmi scolastici e nelle attività extrascolastiche, per fornire ai giovani gli strumenti necessari per affrontare in modo consapevole il fenomeno del gioco d'azzardo.
- **Terapie innovative:** È importante promuovere la ricerca scientifica per sviluppare nuove terapie e interventi più efficaci per il trattamento della ludopatia.
- **Supporto alle famiglie:** Le famiglie dei ludopatici hanno bisogno di supporto e di informazioni per affrontare questa difficile situazione.
- **Collaborazione con le associazioni di settore:** Le associazioni che si occupano di prevenzione e trattamento della ludopatia possono svolgere un ruolo fondamentale nella sensibilizzazione dell'opinione pubblica e nel fornire supporto ai giocatori e alle loro famiglie.

In conclusione, il fenomeno della ludopatia rappresenta una sfida complessa che richiede un impegno costante da parte di tutti gli attori coinvolti. Un approccio multidisciplinare e una forte volontà politica sono fondamentali per contrastare la diffusione di questo disturbo e proteggere la salute dei cittadini.

Il gioco è infatti un'attività intrinseca all'essere umano, con una lunga storia e un ruolo fondamentale nello sviluppo dell'individuo e delle società. Tuttavia, è fondamentale distinguere tra **gioco come attività ludica e ricreativa** e **gioco patologico**, che degenera in una vera e propria dipendenza.

L'aspetto ludico del gioco:

- **Sviluppo cognitivo:** Il gioco è fondamentale per lo sviluppo cognitivo dei bambini, aiutandoli a imparare, a risolvere problemi e a sviluppare le loro capacità sociali.
- **Benessere psicologico:** Il gioco contribuisce al benessere psicologico, aiutando a ridurre lo stress, a migliorare l'umore e a favorire le relazioni sociali.
- **Creatività e immaginazione:** Il gioco stimola la creatività e l'immaginazione, permettendo alle persone di esplorare mondi fantastici e di esprimere se stesse.

Il gioco patologico:

- **Perdita di controllo:** A differenza del gioco ludico, il gioco patologico è caratterizzato dalla perdita di controllo sull'impulso a giocare, nonostante le conseguenze negative.
- **Priorità al gioco:** Il gioco diventa la priorità assoluta, compromettendo le relazioni sociali, il lavoro e la vita familiare.
- **Conseguenze negative:** La ludopatia può portare a gravi problemi economici, legali e di salute mentale.

Il ruolo della regolamentazione:

È fondamentale che la regolamentazione del gioco d'azzardo tenga conto di entrambi questi aspetti:

- **Tutela dell'aspetto ludico:** È importante garantire che il gioco rimanga un'attività di svago e di divertimento, accessibile a tutti coloro che desiderano praticarlo in modo responsabile.
- **Prevenzione della ludopatia:** Allo stesso tempo, è necessario adottare misure efficaci per prevenire e contrastare la diffusione del gioco patologico, proteggendo i consumatori più vulnerabili.

Un equilibrio delicato:

Trovare un equilibrio tra questi due aspetti è una sfida complessa. È necessario promuovere un modello di gioco responsabile, che valorizzi l'aspetto ludico e al contempo prevenga i rischi legati alla dipendenza.

Alcuni punti chiave:

- **Educazione:** È fondamentale educare le persone, soprattutto i giovani, ai rischi del gioco d'azzardo e a come giocare in modo responsabile.
- **Limiti di spesa:** È importante introdurre limiti alle somme che possono essere giocate, soprattutto online.
- **Autoesclusione:** I giocatori dovrebbero avere la possibilità di autoescludersi dal gioco per un periodo di tempo determinato.

- **Assistenza:** È necessario garantire l'accesso a servizi di assistenza per le persone che sviluppano una dipendenza dal gioco.

In conclusione, il gioco può essere un'attività positiva e arricchente, ma è fondamentale che sia praticato in modo responsabile. La prevenzione della ludopatia è una sfida complessa che richiede un impegno costante da parte di tutti gli attori coinvolti.

Roger Caillois ha fornito un contributo fondamentale alla comprensione e alla classificazione dei giochi, offrendo una prospettiva che integra diverse discipline.

La classificazione di Caillois

La sua classificazione, basata su quattro categorie principali, ha il merito di catturare l'essenza di diverse tipologie di gioco e di evidenziare le motivazioni profonde che spingono gli individui a giocare:

1. **Agon:** Giochi di competizione, dove l'obiettivo è superare gli avversari e dimostrare la propria superiorità.
2. **Alea:** Giochi d'azzardo, basati sulla fortuna e sul caso.
3. **Mimicry:** Giochi di simulazione e di ruolo, dove si assume un'identità diversa e si esplora mondi immaginari.
4. **Ilinx:** Giochi che provocano vertigine e disorientamento, come i giochi acrobatici o quelli che alterano la percezione sensoriale.

L'importanza dei giochi d'azzardo (Alea)

Caillois dedica particolare attenzione ai giochi d'azzardo, sottolineandone l'importanza nel comportamento umano. L'alea, ossia il caso, rappresenta un elemento affascinante e attraente per molti, in quanto introduce un elemento di incertezza e di sorpresa.

Perché i giochi d'azzardo sono così diffusi?

- **Ricerca dell'emozione:** Il gioco d'azzardo offre l'opportunità di provare emozioni forti, come l'eccitazione, la tensione e la gioia della vittoria.
- **Sogno di arricchimento rapido:** La possibilità di vincere grandi somme di denaro in poco tempo è un'attrazione irresistibile per molti.
- **Evasione dalla realtà:** Il gioco d'azzardo può rappresentare una forma di evasione dalla routine quotidiana e dai problemi della vita.

I rischi del gioco d'azzardo

Nonostante l'aspetto ludico e divertente, il gioco d'azzardo può diventare una dipendenza patologica, con gravi conseguenze per la vita delle persone. La ludopatia è un disturbo serio che richiede un trattamento specifico.

L'espansione del gioco d'azzardo, in Italia e nel resto del mondo occidentale, ha portato con sé un aumento significativo dei casi di ludopatia. Questo fenomeno complesso e multifattoriale richiede un'attenta analisi e un intervento coordinato a livello sociale, politico e sanitario.

Analizziamo più a fondo questo fenomeno:

- **Dalla nicchia al mainstream:** Quello che un tempo era considerato un'attività marginale, praticata da una ristretta cerchia di persone, si è trasformato in un fenomeno di massa, grazie anche alla diffusione delle tecnologie digitali e alla proliferazione dei punti di gioco.
- **Fattori che alimentano la dipendenza:** Oltre alla maggiore accessibilità al gioco, altri fattori contribuiscono allo sviluppo della ludopatia, come lo stress, la solitudine, le difficoltà economiche e la ricerca di emozioni forti.
- **Conseguenze della ludopatia:** La dipendenza dal gioco può avere conseguenze devastanti sulla vita delle persone e delle loro famiglie, causando problemi economici, relazionali e di salute mentale.
- **Il ruolo della pubblicità:** La pubblicità aggressiva del gioco d'azzardo, spesso veicolata attraverso canali televisivi e online, contribuisce a normalizzare il gioco e a minimizzare i rischi connessi.

Il ruolo delle istituzioni

Le istituzioni hanno un ruolo fondamentale nel contrastare la diffusione della ludopatia. È necessario un quadro normativo chiaro e coerente, che tuteli i consumatori e prevenga i comportamenti a rischio. Inoltre, è importante investire in campagne di sensibilizzazione e in programmi di prevenzione nelle scuole e nei luoghi di aggregazione.

Approfondiamo alcuni punti chiave:

- **Perdita di controllo:** Il tratto distintivo del gioco d'azzardo patologico è proprio la perdita di controllo sull'impulso a giocare. Nonostante le conseguenze negative, il giocatore non riesce a resistere alla tentazione di continuare.
- **Conseguenze devastanti:** Le conseguenze sono molteplici e

spesso drammatiche: debiti insostenibili, perdita del lavoro, isolamento sociale, problemi di salute fisica e mentale, fino ai casi estremi di suicidio.
- **Impatto sulla famiglia:** La ludopatia non colpisce solo il giocatore, ma ha un impatto devastante anche sulle persone che gli stanno accanto, causando tensioni familiari, separazioni e, nei casi più gravi, anche abusi.
- **Fattori scatenanti:** Oltre alla predisposizione individuale, diversi fattori possono contribuire allo sviluppo della ludopatia, come lo stress, la noia, la solitudine, le difficoltà economiche e l'influenza dell'ambiente sociale.

È importante sottolineare che la ludopatia non è una semplice debolezza di carattere, ma una vera e propria malattia che richiede un trattamento specifico.

L'analisi è fondamentale per comprendere a fondo la complessità del fenomeno della ludopatia in Italia e per individuare le strategie più efficaci per contrastarla.

Alcuni punti chiave che potrebbero essere approfonditi in questa ricerca:

- **Tipologie di gioco e pericolosità:**
  - Analizzare le diverse tipologie di gioco d'azzardo presenti sul mercato italiano (slot machine, scommesse sportive, giochi online, ecc.) e valutarne la pericolosità in termini di dipendenza.
  - Indagare l'impatto delle nuove tecnologie (smartphone, app, social media) sulla diffusione del gioco d'azzardo e sulla facilità di accesso al gioco.
- **Pubblicità e marketing:**
  - Esaminare le strategie di marketing utilizzate dalle aziende del gioco d'azzardo e il loro impatto sui consumatori, in particolare sui giovani.
  - Valutare l'efficacia delle attuali normative sulla pubblicità del gioco d'azzardo e proporre eventuali modifiche.
- **Costi sociali ed economici:**
  - Quantificare i costi sociali ed economici della ludopatia, considerando sia gli impatti diretti (perdita di produttività, spese sanitarie) sia quelli indiretti (criminalità, disagio sociale).
  - Analizzare l'impatto della spesa pubblica in gioco d'azzardo

sui bilanci dello Stato e delle Regioni.
- **Prevenzione e trattamento:**
  - Valutare l'efficacia delle attuali politiche di prevenzione e trattamento della ludopatia in Italia.
  - Individuare le principali lacune e le aree di miglioramento.
  - Analizzare le esperienze di altri paesi e le best practice internazionali.
- **Ruolo delle istituzioni:**
  - Esaminare il ruolo delle istituzioni (Governo, Regioni, Comuni) nella regolamentazione del gioco d'azzardo e nella promozione di politiche di prevenzione.
  - Valutare la collaborazione tra le diverse istituzioni e gli operatori del settore.
- **Il punto di vista dei giocatori:**
  - Condurre interviste e focus group con giocatori patologici e ex giocatori per comprendere meglio le loro esperienze e le loro necessità.

Il gioco, in un'epoca come la nostra, riveste un ruolo cruciale, ma è fondamentale riflettere sul suo limite e sulle sue potenziali derive patologiche.

Il gioco come diversivo e valore:

- **Equilibrio:** Il gioco sano è un diversivo, un momento di evasione che però non deve sostituirsi alla vita reale. Deve essere un complemento, non un sostituto.
- **Valori:** Il gioco dovrebbe favorire lo sviluppo di valori immateriali, come la socializzazione, la creatività, la capacità di gestire le emozioni, piuttosto che l'accumulo di beni materiali.
- **Limiti:** È fondamentale stabilire dei limiti al gioco, sia in termini di tempo che di denaro investito.

Le derive del gioco:

- **Ludopatia:** Quando il gioco diventa un'ossessione, si trasforma in una patologia che può portare alla rovina personale e familiare.
- **Materialismo:** Un eccessivo focus sul guadagno monetario attraverso il gioco può alimentare un materialismo sfrenato, allontanando l'individuo dai valori autentici.
- **Isolamento sociale:** La dipendenza dal gioco può portare all'isolamento sociale, alla perdita di relazioni affettive e lavorative.

Prevenire e intervenire:

Per contrastare le derive del gioco è necessario un intervento su più fronti:

- **Educazione:** Promuovere l'educazione al gioco responsabile nelle scuole e nelle famiglie, insegnando ai giovani a riconoscere i segnali di pericolo e a gestire il denaro in modo consapevole.
- **Regolamentazione:** Rafforzare la regolamentazione del gioco d'azzardo, limitando la pubblicità e introducendo misure di tutela per i consumatori più vulnerabili.
- **Trattamento:** Garantire l'accesso a servizi di cura e riabilitazione per le persone affette da ludopatia.
- **Ricerca:** Sostenere la ricerca scientifica per comprendere meglio i meccanismi della dipendenza dal gioco e sviluppare nuove terapie.

In conclusione, il gioco può essere un'attività piacevole e socializzante, ma è fondamentale praticarlo in modo consapevole e responsabile. La società nel suo complesso ha il dovere di promuovere una cultura del gioco sano, che metta al centro il benessere dell'individuo e della comunità.

Il gioco, nella sua molteplicità di forme e significati, rappresenta un fenomeno affascinante e complesso che ha attirato l'interesse di diverse discipline. La sua indagine multidisciplinare ci permette di cogliere la ricchezza e la profondità di questa attività umana.

Approfondiamo alcune di queste prospettive:

- **Storico-letteraria:** Il gioco è presente in tutte le culture e in tutte le epoche storiche, assumendo significati diversi a seconda del contesto sociale e culturale. La letteratura, in particolare, offre una ricca miniera di esempi che ci permettono di comprendere come il gioco sia stato vissuto e rappresentato nel corso dei secoli.
- **Socioantropologica:** Questa prospettiva ci aiuta a comprendere il ruolo sociale del gioco, le sue funzioni all'interno delle diverse comunità e i suoi legami con i rituali e le tradizioni culturali.
- **Psicoanalitica:** La psicoanalisi ha indagato il gioco come espressione dell'inconscio, come modalità attraverso cui l'individuo elabora i propri conflitti interiori e le proprie fantasie.
- **Pedagogica:** Il gioco è considerato un elemento fondamentale nello sviluppo del bambino, sia dal punto di vista cognitivo che affettivo.
- **Linguistica:** Lo studio del linguaggio del gioco ci permette di comprendere le regole, i codici e i significati che governano le

diverse attività ludiche.
- **Etologica:** L'etologia compara il comportamento ludico dell'uomo con quello degli animali, alla ricerca di elementi comuni e differenze.
- **Sperimentale:** La ricerca sperimentale si occupa di studiare processi cognitivi e neurali coinvolti nel gioco, nonché gli effetti del gioco sul comportamento umano.
- **Clinica:** La clinica si concentra sullo studio dei disturbi legati al gioco, come la ludopatia, e sulle modalità di trattamento.

L'azzardo come caso particolare:

L'azzardo rappresenta una forma particolare di gioco, caratterizzata dalla presenza di un elemento aleatorio e dalla possibilità di vincere una somma di denaro. L'interesse per l'azzardo è cresciuto negli ultimi anni, sia per la sua diffusione sempre maggiore, sia per le sue implicazioni sociali e individuali.

Conclusioni:

Il gioco è un fenomeno complesso e multiforme, che merita di essere studiato da diverse prospettive. Una comprensione più profonda dei meccanismi che regolano il gioco e l'azzardo ci permetterà di sviluppare interventi più efficaci per prevenire e trattare i disturbi legati al gioco.

Approfondiamo alcuni punti chiave:
- **La molteplicità del gioco:** Come hai giustamente sottolineato, il termine "gioco" racchiude in sé una vasta gamma di significati e attività, dalla semplice distrazione all'esplorazione del sé. Questa molteplicità rende difficile fornire una definizione univoca e universale del gioco.
- **Il gioco come strumento di conoscenza:** Il gioco è un potente strumento di apprendimento e di conoscenza, sia per i bambini che per gli adulti. Attraverso il gioco, l'individuo esplora il mondo che lo circonda, sperimenta nuove situazioni e sviluppa le proprie competenze cognitive, sociali ed emotive.
- **Il gioco e la creatività:** Winnicott ha sottolineato l'importanza del gioco nella scoperta del sé e nella creatività. Il gioco ci permette di esprimere la nostra immaginazione, di creare mondi fantastici e di dare forma ai nostri desideri.

- **Il gioco come spazio protetto:** Il gioco offre un ambiente sicuro e protetto in cui sperimentare nuove situazioni e affrontare le sfide della vita. Il "come se" del gioco ci permette di prendere le distanze dalla realtà e di provare diverse identità.

Altri aspetti da considerare:

- **Il gioco e la cultura:** Il gioco è profondamente radicato nella cultura e nelle tradizioni di ogni popolo. I giochi tradizionali, ad esempio, trasmettono valori e conoscenze specifiche di una determinata cultura.
- **Il gioco e lo sviluppo:** Il gioco svolge un ruolo fondamentale nello sviluppo del bambino, favorendo l'acquisizione di competenze motorie, cognitive e sociali.
- **Il gioco e la terapia:** Il gioco è utilizzato in ambito terapeutico per favorire l'espressione delle emozioni, la risoluzione dei conflitti e la costruzione di relazioni significative.
- **Il gioco e la società:** Il gioco ha un impatto sulla società nel suo complesso. Può essere uno strumento di integrazione sociale, ma può anche essere utilizzato per scopi manipolatori o per alimentare dipendenze.

Possibili sviluppi:

La ricerca sul gioco è un campo in continua evoluzione. In futuro, potremmo assistere a un crescente interesse per:

- **Il gioco e l'intelligenza artificiale:** L'utilizzo di tecnologie avanzate per creare esperienze di gioco sempre più immersive e personalizzate.
- **Il gioco e la realtà virtuale:** Le potenzialità del gioco virtuale per la terapia e la riabilitazione.
- **Il gioco e l'invecchiamento:** Il ruolo del gioco nel mantenimento delle capacità cognitive e sociali negli anziani.

Conclusioni:

Il gioco è un fenomeno complesso e multiforme, che merita di essere studiato da diverse prospettive. Una comprensione più profonda del gioco ci permetterà di valorizzare questo aspetto fondamentale dell'esperienza umana e di promuovere un uso sano e consapevole del gioco in tutte le fasi della vita.

Piaget, insieme ad altri grandi pensatori, ha sottolineato l'importanza fondamentale del gioco nello sviluppo dell'individuo.

Approfondiamo alcuni punti chiave:
- **Piaget e l'assimilazione:** Come hai giustamente evidenziato, Piaget ha sottolineato come il gioco sia uno strumento fondamentale per il bambino per assimilare le esperienze e costruire i propri schemi mentali. Attraverso il gioco, il bambino esplora il mondo, sperimenta nuove situazioni e costruisce la propria conoscenza della realtà.
- **Il gioco come fondamento della cultura:** Il gioco non è solo un'attività individuale, ma anche un fenomeno sociale che contribuisce alla nascita e allo sviluppo della cultura. Attraverso i giochi, i bambini imparano le regole, i valori e le norme della società in cui vivono.
- **Il gioco e lo sviluppo sociale:** Il gioco è fondamentale per lo sviluppo delle competenze sociali, come la cooperazione, la competizione, l'empatia e la capacità di risolvere i conflitti.
- **Il gioco e lo sviluppo psicologico:** Il gioco contribuisce allo sviluppo dell'autostima, dell'identità e dell'autonomia del bambino. Attraverso il gioco, il bambino impara a gestire le proprie emozioni e a costruire relazioni significative con gli altri.

Possibili sviluppi:

La ricerca sul gioco è un campo in continua evoluzione. In futuro, potremmo assistere a un crescente interesse per:

- **Il gioco inclusivo:** Come adattare il gioco alle esigenze dei bambini con disabilità.
- **Il gioco e il benessere:** Il ruolo del gioco nella promozione del benessere psicologico e fisico.
- **Il gioco e l'apprendimento:** L'utilizzo del gioco come strumento didattico per favorire l'apprendimento attivo e significativo.

Conclusioni:

Il gioco è un'attività fondamentale per lo sviluppo dell'individuo, sia a livello cognitivo che sociale ed emotivo. È nostro dovere creare ambienti che favoriscano il gioco libero e creativo dei bambini, in modo che possano crescere sani e felici.

Johan Huizinga, con la sua opera "Homo Ludens", ha offerto un contributo fondamentale alla comprensione del gioco, elevandolo da semplice attività ludica a elemento costitutivo della cultura umana.

Approfondiamo il pensiero di Huizinga:

- **Il gioco come fondamento della cultura:** Huizinga capovolge la prospettiva tradizionale, secondo cui il gioco è un prodotto della cultura. Al contrario, egli sostiene che la cultura stessa nasce dal gioco. Il gioco, con le sue regole, i suoi rituali e i suoi simboli, è il terreno fertile su cui si sviluppano le prime forme di cultura.
- **Homo ludens e homo faber:** Huizinga contrappone l'homo ludens (l'uomo che gioca) all'homo faber (l'uomo che produce). Mentre l'homo faber è concentrato sulla creazione di oggetti utili, l'homo ludens è orientato verso la creazione di significati e di esperienze. Tuttavia, Huizinga non intende contrapporre le due figure, ma piuttosto sottolinea la complementarietà tra il fare e il giocare.
- **Il gioco come forza creatrice:** Il gioco, secondo Huizinga, è una forza vitale e creatrice che permea tutte le manifestazioni della cultura umana. Dall'arte alla religione, dalla politica allo sport, il gioco è presente in ogni ambito della vita sociale.

Implicazioni del pensiero di Huizinga:

- **Il gioco come elemento unificante:** Il gioco è un elemento che unisce le diverse culture e le diverse epoche storiche.
- **Il gioco come strumento di conoscenza:** Il gioco è un modo per conoscere se stessi e il mondo che ci circonda.
- **Il gioco come mezzo di espressione:** Il gioco è una forma di espressione artistica e creativa.

Domande per approfondire:

- Quali sono le critiche mosse al pensiero di Huizinga?
- Come si concilia la visione ludica di Huizinga con le teorie evoluzionistiche?
- Quali sono le implicazioni del pensiero di Huizinga per l'educazione e la pedagogia?

Possibili sviluppi:

Il pensiero di Huizinga continua a essere attuale e a ispirare nuove ricerche. In particolare, il suo concetto di homo ludens è stato ripreso e sviluppato da numerosi autori, che lo hanno applicato a campi diversi, come la filosofia, la psicologia, la sociologia e l'antropologia.

Conclusioni:

Huizinga ci invita a guardare al gioco non solo come a un'attività frivola, ma come a un fenomeno complesso e profondo, che ha plasmato la nostra cultura e continua a influenzare la nostra vita.

Perché l'azzardo non è considerato gioco da Huizinga?

- **L'interesse materiale:** L'obiettivo principale dell'azzardo è il guadagno monetario, mentre il gioco, secondo Huizinga, è un'attività fine a se stessa.
- **Il rischio:** L'azzardo comporta un elemento di rischio che può portare a perdite significative, mentre il gioco è un'attività generalmente sicura e priva di conseguenze negative.
- **La dipendenza:** L'azzardo può diventare una dipendenza patologica, mentre il gioco sano è un'attività che può essere controllata e interrotta in qualsiasi momento.

Tuttavia, è importante notare che:

- **Esiste un continuum:** Non sempre è facile distinguere tra gioco e azzardo. Esistono molte forme di gioco che presentano elementi di rischio e di competizione.
- **Il contesto culturale:** Il significato attribuito al gioco e all'azzardo può variare a seconda delle culture e dei contesti storici.
- **L'evoluzione del concetto di gioco:** Il concetto di gioco si è evoluto nel tempo e le nuove tecnologie hanno portato alla nascita di nuove forme di gioco, come i videogiochi, che sfidano le definizioni tradizionali.

In conclusione, la distinzione tra gioco e azzardo è fondamentale per comprendere le diverse funzioni e implicazioni di queste due attività. Tuttavia, è importante riconoscere la complessità del fenomeno e la necessità di un approccio multidisciplinare per analizzarlo.

Analisi della concezione di Callois sul gioco d'azzardo

Callois e il gioco d'azzardo: un connubio apparentemente perfetto

Callois, con la sua definizione del gioco come attività libera, incerta, regolata e separata dalla realtà, sembra offrire una cornice teorica perfetta per comprendere il gioco d'azzardo. Quest'ultimo, infatti, incarna alla perfezione questi tratti distintivi:

- **Libertà:** Il giocatore sceglie liberamente di partecipare, ma come sottolinea Callois, questa libertà è fondamentale. La compulsione a giocare ne snaturerebbe l'essenza.
- **Incertezza:** L'esito del gioco d'azzardo è sempre incerto, alimentando l'emozione e la tensione.

- **Regole:** Ogni gioco d'azzardo ha le sue regole precise, che delimitano le possibilità e le modalità di gioco.
- **Separazione dalla realtà:** Il gioco d'azzardo crea un universo parallelo, temporaneamente separato dalla vita quotidiana.

Limiti e sfumature

Tuttavia, sebbene il gioco d'azzardo sembri adattarsi perfettamente alla teoria di Callois, alcune sfumature e criticità emergono:

- **Dipendenza dal gioco:** Callois stesso sottolinea come la dipendenza corromperebbe la natura del gioco. Il gioco d'azzardo patologico, però, mette in discussione questo assunto. Quando il gioco diventa un'ossessione, perde la sua caratteristica di attività libera e volontaria, trasformandosi in una vera e propria patologia.
- **Conseguenze sociali:** Il gioco d'azzardo, soprattutto quando diventa patologico, può avere gravi conseguenze sociali ed economiche per l'individuo e per la sua famiglia. Questo contrasta con l'idea di gioco come attività improduttiva e senza conseguenze sulla realtà esterna.
- **Evoluzione dei giochi d'azzardo:** Con l'avvento dei casinò online e delle slot machine, la natura del gioco d'azzardo si è evoluta. La velocità e la facilità con cui si può giocare hanno reso questa attività ancora più pericolosa e potenzialmente addictive.

Conclusioni

La teoria di Callois offre un quadro di riferimento utile per comprendere il gioco d'azzardo, ma non è esaustiva. Il gioco d'azzardo, soprattutto nelle sue forme patologiche, presenta delle sfaccettature più complesse che richiedono un approccio multidisciplinare.

Analisi della classificazione di Callois: Paidia e Ludus

La distinzione tra *paidia* e *ludus* è un contributo fondamentale di Callois alla comprensione del gioco. Andiamo ad approfondirla.

Paidia e Ludus: due facce della stessa medaglia

Come hai giustamente sottolineato, Callois propone una classificazione dei giochi basata su un continuum che va dalla libera improvvisazione alla rigorosa applicazione delle regole. Questa distinzione è fondamentale per comprendere la complessità e la varietà delle esperienze ludiche.

- **Paidia:** Rappresenta il polo spontaneo, libero e creativo del gioco. È il gioco infantile, privo di regole precise, dove l'immaginazione e l'improvvisazione regnano sovrane. È il gioco del "far finta", del "come se", dove non c'è una vittoria da conquistare, ma solo il piacere del momento presente.
- **Ludus:** All'opposto, il ludus è il gioco strutturato, regolato da norme precise. È il gioco degli adulti, dove la competizione, la strategia e l'abilità giocano un ruolo fondamentale. Il ludus richiede concentrazione, disciplina e adesione a un sistema di regole condiviso.

La dicotomia Paidia-Ludus: un modello dinamico

È importante sottolineare che la distinzione tra paidia e ludus non è rigida, ma rappresenta piuttosto due poli di un continuum. Molti giochi, infatti, combinano elementi di entrambi. Ad esempio, un gioco di ruolo può iniziare con una fase di improvvisazione libera (paidia), per poi evolversi in una fase più strutturata e regolata (ludus).

Implicazioni e criticità

Questa classificazione di Callois ha avuto un grande impatto sugli studi sul gioco, ma presenta anche alcune criticità:

- **Riduzionismo:** Alcuni critici sostengono che ridurre la complessità del gioco a una semplice dicotomia sia eccessivamente semplificativo.
- **Cultura e contesto:** La distinzione tra paidia e ludus può variare a seconda delle culture e dei contesti storici.
- **Evoluzione del gioco:** Con l'avvento dei videogiochi e delle nuove tecnologie, la linea di demarcazione tra paidia e ludus si è fatta sempre più sfumata.

Conclusioni

La classificazione di Callois, pur con i suoi limiti, offre uno strumento utile per analizzare e comprendere la natura del gioco. La distinzione tra paidia e ludus ci aiuta a cogliere la dualità del gioco, che è allo stesso tempo espressione di libertà e di struttura, di spontaneità e di regole.

Analisi approfondita della classificazione di Callois: i quattro elementi base

I quattro elementi base: Agon, Alea, Mimicry e Ilinx

Callois, oltre a distinguere i giochi in base al grado di regolamentazione (paidia e ludus), li classifica anche in base a quattro elementi fondamentali:

- **Agon:** La componente competitiva, il desiderio di superare gli altri, di affermare la propria superiorità. Si manifesta in giochi come gli scacchi, lo sport, i videogiochi competitivi.
- **Alea:** La componente legata al caso, alla sorte. È il gioco d'azzardo puro, dove il risultato dipende esclusivamente dal caso. La roulette, i dadi, le lotterie ne sono esempi classici.
- **Mimicry:** La componente ludica legata all'imitazione, al travestimento, al ruolo. Si manifesta nei giochi di ruolo, nelle rappresentazioni teatrali, nelle mascherate.
- **Ilinx:** La componente vertiginosa, legata alla perdita dell'equilibrio, alla sfida con il rischio. Si manifesta in giochi che provocano sensazioni forti, come le montagne russe, il bungee jumping, o anche in alcuni rituali sciamanici.

Combinazioni e sfumature

È importante sottolineare che questi quattro elementi non sono compartimenti stagni, ma spesso si combinano tra loro in modo complesso. Ad esempio, un gioco di carte come il poker combina elementi di agon (la competizione tra i giocatori), di alea (la fortuna nelle carte ricevute) e in parte anche di mimicry (il bluff, la gestione dell'immagine).

Inoltre, la prevalenza di un elemento sull'altro può variare a seconda del contesto culturale e storico. Ciò che in una cultura è considerato un gioco, in un'altra può essere visto come un rito religioso o una pratica sportiva.

Implicazioni e criticità

La classificazione di Callois offre un quadro di riferimento molto utile per comprendere la complessità e la varietà dei giochi. Tuttavia, presenta anche alcune limitazioni:

- **Riduzionismo:** Come già detto, ridurre la complessità del gioco a quattro elementi può essere semplificativo.

- **Evoluzione dei giochi:** Con l'avvento delle nuove tecnologie, sono emerse nuove forme di gioco che sfidano le categorie tradizionali.
- **Subjectività:** La classificazione di un gioco può essere soggettiva e dipendere dal punto di vista dell'osservatore.

Conclusioni

La classificazione di Callois rappresenta un punto di partenza fondamentale per lo studio del gioco. Essa ci permette di comprendere come i giochi soddisfino bisogni diversi e come si siano evoluti nel corso del tempo.

Analisi approfondita del gioco d'azzardo secondo Callois

La dicotomia agon-alea:

- **Agon:** Rappresenta la valorizzazione dell'abilità individuale, del merito e della responsabilità personale. Il giocatore agonistico cerca di affermare la propria superiorità attraverso l'esercizio delle proprie capacità.
- **Alea:** Invece, incarna l'abbandono al caso, la rinuncia al controllo e la sottomissione al destino. Il giocatore d'azzardo delega il risultato del gioco alla fortuna, rinunciando ad influenzare l'esito con le proprie abilità.

L'azzardo etimologico e concettuale:

L'etimologia del termine "azzardo" ci rimanda all'idea del dado, simbolo per eccellenza del caso. L'azzardare significa esporsi a un rischio, a un pericolo, con la speranza di ottenere un guadagno.

Caratteristiche distintive del gioco d'azzardo:

- **Dominio del caso:** Il risultato del gioco d'azzardo è determinato principalmente dal caso, dalla fortuna.
- **Atto del rischiare:** Il giocatore mette in gioco una somma di denaro, consapevole del rischio di perderla.

Implicazioni e riflessioni:

- **Differenze psicologiche:** I giocatori d'azzardo e i giocatori agonistici presentano probabilmente profili psicologici differenti. I primi potrebbero essere attratti dalla possibilità di un guadagno rapido e facile, mentre i secondi potrebbero trovare gratificazione

nella dimostrazione delle proprie abilità.
- **Aspetti sociali:** Il gioco d'azzardo ha importanti implicazioni sociali. Può portare alla dipendenza, a problemi economici e familiari, e può essere sfruttato da organizzazioni criminali.
- **Regolamentazione:** La necessità di regolamentare il gioco d'azzardo è evidente, al fine di proteggere i giocatori e prevenire i rischi connessi.

La storia del gioco d'azzardo è profondamente intrecciata con quella dell'umanità. Le tue osservazioni sulle antiche civiltà egizia, cinese, indiana, greca e romana sono accurate e offrono un quadro ampio delle origini di questa pratica.

Il gioco d'azzardo come riflesso delle società

- **Funzione sociale:** Oltre al mero divertimento, il gioco d'azzardo ha spesso avuto un ruolo sociale importante. Serviva a rafforzare i legami comunitari, a risolvere dispute e a celebrare eventi importanti.
- **Strumento di potere:** In molte culture, il gioco d'azzardo è stato utilizzato come strumento di potere e controllo sociale. I governanti, ad esempio, organizzavano giochi e scommesse per distrarre le masse e rafforzare il proprio prestigio.
- **Riflesso dei valori culturali:** I tipi di gioco d'azzardo praticati in una cultura riflettono spesso i valori e le credenze di quella società. Ad esempio, i giochi di strategia possono indicare un'alta considerazione per l'intelligenza e la pianificazione, mentre i giochi di fortuna possono riflettere un'accettazione del destino.

L'evoluzione del gioco d'azzardo nel corso dei secoli

- **Dal Medioevo all'Età Moderna:** Nel Medioevo, il gioco d'azzardo era spesso visto con sospetto dalla Chiesa e dalle autorità civili. Tuttavia, la sua popolarità continuò a crescere, soprattutto tra le classi nobiliari. Con l'avvento dell'Età Moderna, si assistette a una diffusione sempre maggiore del gioco d'azzardo, favorito anche dalla nascita dei primi casinò.
- **Il gioco d'azzardo nell'era industriale:** La rivoluzione industriale portò con sé nuove forme di gioco d'azzardo, legate allo sviluppo

delle città e all'aumento del tempo libero. Le lotterie e le scommesse sportive divennero sempre più popolari.
- **Il gioco d'azzardo nell'era digitale:** Oggi, il gioco d'azzardo si è profondamente trasformato grazie all'avvento di internet. I casinò online e le app per smartphone hanno reso il gioco d'azzardo più accessibile e più diffuso che mai.

Il gioco d'azzardo oggi: sfide e prospettive

- **Dipendenza dal gioco:** Uno dei principali problemi legati al gioco d'azzardo è la dipendenza. Molte persone sviluppano una dipendenza patologica dal gioco, con gravi conseguenze per la loro vita personale e sociale.
- **Regolamentazione:** In molti Paesi, il gioco d'azzardo è strettamente regolamentato per prevenire la dipendenza, proteggere i consumatori e combattere il gioco illegale.
- **Gioco responsabile:** Sempre più spesso si parla di "gioco responsabile", un approccio che mira a promuovere un gioco sano e sicuro, informando i giocatori sui rischi e offrendo strumenti per prevenire la dipendenza.

Un punto cruciale nella storia del gioco d'azzardo è la coesistenza, fin dalle origini, tra il piacere del gioco e la pericolosa deriva verso la dipendenza.

L'apertura dei primi casinò a Venezia e Montecarlo segnò una svolta significativa, trasformando il gioco d'azzardo da attività privata a fenomeno di massa. Questi luoghi, con la loro atmosfera lussuosa e l'offerta di una vasta gamma di giochi, divennero veri e propri centri di attrazione per l'élite e, in seguito, per un pubblico sempre più ampio.

Approfondiamo alcuni aspetti:

- **L'evoluzione dei giochi:** L'invenzione della roulette e della slot machine ha rappresentato una svolta epocale, contribuendo a rendere il gioco d'azzardo più accessibile e attraente per un pubblico vasto.
- **Il ruolo dei casinò:** I casinò sono diventati veri e propri istituti culturali e sociali, influenzando l'architettura, la moda e lo stile di vita delle città in cui sorgevano.
- **L'alternanza tra permissivismo e proibizionismo:**

L'atteggiamento nei confronti del gioco d'azzardo è stato storicamente ambivalente, oscillando tra periodi di grande tolleranza e fasi di repressione. Questa oscillazione è stata influenzata da fattori economici, sociali e morali.

Alcuni punti da considerare:

- **Il gioco d'azzardo come motore economico:** I casinò hanno spesso rappresentato una fonte importante di reddito per le città e i paesi in cui erano situati, contribuendo allo sviluppo economico e al turismo.
- **Il gioco d'azzardo e la cultura popolare:** Il gioco d'azzardo è stato spesso rappresentato nel cinema, nella letteratura e nella musica, contribuendo a creare un immaginario collettivo intorno a questo fenomeno.
- **Le sfide del gioco d'azzardo nel mondo contemporaneo:** Oggi, il gioco d'azzardo online rappresenta una nuova frontiera, con nuove sfide in termini di regolamentazione e tutela dei consumatori.

L'evoluzione della percezione del gioco d'azzardo:

- **Dalla religione al diritto:** Inizialmente, il gioco d'azzardo era visto come un peccato, una tentazione che distoglieva l'uomo dalla vita spirituale. La Chiesa e le autorità religiose lo condannavano, associandolo spesso all'ozio, alla vanità e alla ricerca del guadagno facile. Successivamente, il gioco d'azzardo divenne oggetto di attenzione da parte del diritto, che lo regolamentò e lo proibì in alcuni periodi storici.
- **Dalla medicina alla psicologia:** Negli ultimi decenni, l'approccio al gioco d'azzardo è cambiato radicalmente, spostando l'attenzione dalle implicazioni morali e legali alle conseguenze psicologiche e sociali. La dipendenza dal gioco è stata riconosciuta come una malattia, un disturbo del comportamento che richiede un intervento terapeutico.

Fattori che hanno influenzato questa evoluzione:

- **Cambiamenti sociali:** L'industrializzazione, l'urbanizzazione e l'aumento del tempo libero hanno contribuito a diffondere il gioco d'azzardo, rendendolo più accessibile a un pubblico sempre più ampio.
- **Avanzamenti scientifici:** Le scoperte nel campo della

neurobiologia e della psicologia hanno permesso di comprendere meglio i meccanismi alla base della dipendenza dal gioco, favorendo lo sviluppo di trattamenti più efficaci.
- **Pressione dell'opinione pubblica:** La crescente consapevolezza dei problemi legati al gioco d'azzardo ha portato a una maggiore attenzione da parte dell'opinione pubblica e delle istituzioni.

Implicazioni e prospettive future:

- **La necessità di un approccio multidisciplinare:** La complessità del gioco d'azzardo richiede un approccio multidisciplinare, che coinvolga esperti di diverse discipline (psicologia, sociologia, economia, diritto).
- **La prevenzione:** La prevenzione del gioco d'azzardo patologico è fondamentale, soprattutto tra i giovani. È necessario promuovere una cultura del gioco responsabile e fornire strumenti di autovalutazione e aiuto.
- **Il ruolo delle istituzioni:** Le istituzioni hanno un ruolo cruciale nella regolamentazione del gioco d'azzardo e nella protezione dei consumatori. È importante che le politiche pubbliche siano aggiornate e si basino sulle evidenze scientifiche.

L'ambiguità del gioco d'azzardo:

- **Contrasto tra morale e interesse economico:** La decisione di Clemente XII di trasformare il lotto in gioco di Stato evidenzia l'ambivalenza con cui la Chiesa, e più in generale le istituzioni, hanno spesso guardato al gioco d'azzardo. Da un lato, la condanna morale, dall'altro, la tentazione di sfruttare una pratica diffusa per scopi economici.
- **Il gioco d'azzardo come risorsa finanziaria:** Il gioco d'azzardo è stato spesso visto come una fonte di entrate per lo Stato. Le lotterie e i casinò sono stati utilizzati per finanziare progetti pubblici, pagare debiti e sostenere l'economia.
- **Il gioco d'azzardo e la criminalità:** La legalizzazione del gioco d'azzardo è stata spesso motivata dalla necessità di sottrarre risorse alla criminalità organizzata, che spesso controllava il gioco clandestino.

Il paradigma economico del gioco d'azzardo:

- **Il gioco d'azzardo come strumento di controllo sociale:** Nel corso della storia, il gioco d'azzardo è stato utilizzato anche come strumento di controllo sociale, per distrarre le masse o per

finanziare progetti specifici.
- **Il gioco d'azzardo e l'identità nazionale:** In alcuni paesi, il gioco d'azzardo è diventato parte integrante dell'identità nazionale, legato a tradizioni e rituali specifici.
- **Il gioco d'azzardo e la globalizzazione:** La globalizzazione ha portato a una crescente omogeneizzazione del gioco d'azzardo, con l'emergere di grandi operatori internazionali e l'espansione del gioco online.

Il mercato del gioco d'azzardo in Italia ha indubbiamente assunto dimensioni rilevanti e rappresenta un fenomeno complesso, in costante evoluzione. L'indagine Eurispes conferma l'ampia diffusione del gioco d'azzardo nel nostro Paese e sottolinea alcune dinamiche cruciali:

Crescita esponenziale e trasformazione del mercato

- **Dimensione industriale:** Il mercato del gioco d'azzardo ha superato le dimensioni di un semplice passatempo, diventando un settore economico di rilievo, con ricavi ingenti e un impatto significativo sull'economia nazionale.
- **Offerta diversificata e accessibile:** L'offerta di giochi d'azzardo si è diversificata notevolmente negli ultimi anni, con la proliferazione di nuove forme di gioco, spesso caratterizzate da una bassa soglia di accesso.
- **Marketing aggressivo:** Le aziende del settore hanno investito ingenti risorse in campagne pubblicitarie, spesso orientate a un pubblico giovane e utilizzando strategie di marketing sofisticate per attrarre nuovi giocatori.
- **Gioco d'azzardo camuffato:** La tendenza a presentare il gioco d'azzardo come "gioco ludico" o "intrattenimento" è una strategia di marketing volta a minimizzare la percezione dei rischi connessi al gioco e a rendere più accettabile questa pratica.

Fattori che hanno contribuito alla crescita del mercato

- **Legalizzazione e regolamentazione:** La legalizzazione e la regolamentazione del gioco d'azzardo hanno contribuito a creare un mercato più trasparente e a ridurre il gioco clandestino.
- **Sviluppo tecnologico:** L'avvento di internet e dei dispositivi mobili ha reso il gioco d'azzardo più accessibile e diffuso, consentendo ai

giocatori di giocare da qualsiasi luogo e a qualsiasi ora.
- **Crisi economica:** In periodi di crisi economica, il gioco d'azzardo può essere visto come una possibile via di fuga o un modo per cercare un guadagno rapido.

Mascherare per conquistare:
- **Evasione delle resistenze:** La decisione di "mascherare" il gioco d'azzardo sotto forma di "gioco ludico" è stata una strategia di marketing astuta, finalizzata a superare le resistenze normative e culturali legate al gioco d'azzardo. In questo modo, si è potuto aggirare le restrizioni legali e raggiungere un pubblico più ampio, in particolare i giovani.
- **Protezione dell'immagine:** Per i promotori, questa strategia ha permesso di mantenere un'immagine più positiva e meno associata ai rischi del gioco d'azzardo patologico, mitigando le potenziali critiche e le conseguenze negative sulla reputazione.
- **Confusione nel consumatore:** Tuttavia, questa strategia ha generato una certa confusione tra i consumatori, rendendo difficile distinguere tra gioco d'azzardo e semplice intrattenimento. Questa ambiguità ha contribuito a normalizzare il gioco d'azzardo, rendendolo più accettabile socialmente.

Il ruolo dello Stato:
- **Diritto-dovere:** Lo Stato, da un lato, ha il dovere di tutelare i cittadini dai rischi del gioco d'azzardo patologico, come previsto dalla Costituzione. Dall'altro, è spesso tentato di sfruttare le potenzialità economiche del settore, legalizzando e regolamentando il gioco d'azzardo.
- **Equilibrio difficile:** Trovare un equilibrio tra la tutela dei cittadini e gli interessi economici è una sfida complessa per i governi. La tendenza a privilegiare gli aspetti economici ha spesso portato a una regolamentazione meno stringente del previsto.

Conseguenze e prospettive:
- **Aumento della dipendenza:** La diffusione del gioco d'azzardo, facilitata da strategie di marketing aggressive, ha contribuito all'aumento dei casi di dipendenza patologica, con gravi conseguenze sociali e individuali.
- **Necessità di una maggiore tutela:** È fondamentale rafforzare le misure di tutela dei consumatori, in particolare dei più vulnerabili, come i giovani e le persone con problemi di dipendenza.

- **Trasparenza e informazione:** È necessario garantire una maggiore trasparenza e fornire ai consumatori informazioni chiare e complete sui rischi connessi al gioco d'azzardo.
- **Educazione al gioco responsabile:** La prevenzione della dipendenza dal gioco passa anche attraverso l'educazione al gioco responsabile, fin dalla giovane età.

L'assenza di dati preesistenti sull'incidenza del gioco d'azzardo patologico in Italia prima dell'espansione dei nuovi giochi rappresenta un ostacolo significativo per valutare l'impatto reale di questa trasformazione.

Le conseguenze di questa lacuna:

- **Mancanza di una linea di base:** Senza un punto di riferimento preesistente, è impossibile stabilire con certezza se l'aumento dei casi di ludopatia sia direttamente correlato all'espansione dell'offerta di gioco o ad altri fattori socio-economici.
- **Difficoltà nel valutare l'efficacia delle politiche:** La mancanza di dati attendibili rende difficile valutare l'efficacia delle politiche messe in atto per contrastare il gioco d'azzardo patologico e per proteggere i consumatori.
- **Dibattito polarizzato:** L'assenza di prove scientifiche solide alimenta un dibattito polarizzato, in cui le posizioni contrapposte (sostenitori e oppositori del gioco d'azzardo) si basano spesso su aneddoti, opinioni personali e dati parziali.
- **Decisioni politiche basate su evidenze deboli:** Le decisioni politiche in materia di gioco d'azzardo rischiano di essere prese sulla base di evidenze insufficienti, con potenziali conseguenze negative per la collettività.

Perché questa situazione?

- **Priorità politiche:** In passato, la raccolta di dati dettagliati sul gioco d'azzardo patologico non era considerata una priorità politica.
- **Mancanza di risorse:** La mancanza di risorse economiche e umane ha limitato la possibilità di condurre ricerche approfondite sul tema.
- **Interessi economici:** Gli interessi economici legati al settore del gioco d'azzardo hanno potuto influenzare le decisioni politiche e la raccolta dei dati.
- iversità) per affrontare in modo coordinato il problema del gioco

d'azzardo patologico.

In conclusione, l'assenza di dati affidabili rappresenta un grave limite per comprendere appieno la portata del problema del gioco d'azzardo patologico in Italia e per mettere in atto politiche efficaci di prevenzione e trattamento. È necessario colmare questa lacuna e investire in un sistema di monitoraggio continuo e trasparente.

L'evoluzione tecnologica ha radicalmente trasformato il panorama del gioco d'azzardo, introducendo dinamiche e rischi inediti.

Approfondiamo alcuni punti chiave:

- **Solitario e decontestualizzato:** La possibilità di giocare online, tramite smartphone o tablet, ha reso il gioco d'azzardo un'attività solitaria e facilmente accessibile in qualsiasi momento e luogo. Questo isolamento può amplificare i rischi di dipendenza, poiché il giocatore non è soggetto a controlli sociali e può dedicarsi al gioco in modo compulsivo.
- **Bassa soglia di accesso:** Le regole semplici e intuitive dei nuovi giochi d'azzardo li rendono accessibili a un pubblico molto ampio, compresi gli adolescenti e gli anziani, che potrebbero essere meno consapevoli dei rischi connessi.
- **Globalizzazione:** Il gioco d'azzardo online ha superato i confini nazionali, creando un mercato globale altamente competitivo e accessibile a chiunque disponga di una connessione internet.
- **Rischi per la salute mentale:** La facilità di accesso e la natura solitaria del gioco online aumentano il rischio di sviluppare comportamenti di gioco problematici e patologici, con gravi conseguenze sulla salute mentale e sociale degli individui.

Impatti sociali e culturali:

- **Normalizzazione del gioco d'azzardo:** La diffusione capillare del gioco d'azzardo online ha contribuito a normalizzare questa pratica, rendendola più socialmente accettabile e meno stigmatizzata.
- **Vulnerabilità dei giovani:** Gli adolescenti sono particolarmente vulnerabili alle strategie di marketing aggressive utilizzate dalle aziende del settore, che spesso li presentano come un target privilegiato.
- **Impatto sulle famiglie:** La dipendenza dal gioco d'azzardo può avere gravi ripercussioni sulle famiglie, causando problemi economici, relazionali e sociali.

Sfide per la regolamentazione:

- **Adattamento alle nuove tecnologie:** La rapida evoluzione delle tecnologie rende difficile per i legislatori tenere il passo e adottare misure di regolamentazione efficaci.
- **Tutela dei consumatori:** È fondamentale garantire una tutela adeguata dei consumatori, in particolare dei più vulnerabili, attraverso misure di prevenzione, informazione e trattamento.
- **Collaborazione internazionale:** La dimensione globale del gioco d'azzardo online richiede una collaborazione internazionale per sviluppare norme comuni e contrastare il gioco illegale.

In conclusione, l'evoluzione tecnologica ha profondamente modificato il volto del gioco d'azzardo, richiedendo un approccio innovativo e multidisciplinare per affrontare le nuove sfide poste da questo fenomeno.

Approfondiamo alcuni aspetti chiave di questa trasformazione:

- **Quantità e accessibilità:** L'aumento dell'offerta di giochi d'azzardo, sia fisici che online, e la facilità di accesso, grazie alle tecnologie digitali, hanno reso il gioco d'azzardo un fenomeno sempre più diffuso e accessibile a un pubblico sempre più ampio.
- **Qualità e dipendenza:** Parallelamente all'aumento quantitativo, si è assistito a una trasformazione qualitativa dell'offerta, con la creazione di giochi sempre più coinvolgenti e con meccanismi di gioco studiati per massimizzare il coinvolgimento del giocatore e aumentare il rischio di dipendenza.
- **Addittività e nuove tecnologie:** Le nuove tecnologie, come i giochi per smartphone e le slot machine online, presentano caratteristiche che le rendono particolarmente addictive, come la possibilità di giocare in modo continuo, la rapidità delle vincite e l'illusione di controllo sul gioco.

Conseguenze di questa trasformazione:

- **Aumento della dipendenza:** L'evoluzione del gioco d'azzardo ha portato a un aumento significativo dei casi di gioco d'azzardo patologico, con gravi ripercussioni sulla salute mentale e sociale dei giocatori e delle loro famiglie.
- **Vulnerabilità dei giovani:** I giovani sono particolarmente vulnerabili alle nuove forme di gioco d'azzardo, che vengono spesso pubblicizzate attraverso canali e linguaggi a loro familiari.

- **Impatto sociale ed economico:** La diffusione del gioco d'azzardo ha un impatto significativo sulla società, generando costi sociali elevati legati alla dipendenza, alla criminalità e alla perdita di produttività.

L'impatto del gioco d'azzardo sugli adolescenti rappresenta una delle sfide più pressanti del nostro tempo.
Approfondiamo i punti chiave:
- **Dal gioco informale al gioco commerciale:** Il passaggio da forme di gioco informali, tipiche dell'adolescenza, a giochi commerciali altamente strutturati e con vincite in denaro rappresenta un cambiamento significativo. Queste nuove forme di gioco, come le slot machine, sono progettate per essere altamente addictive e possono portare a conseguenze negative a lungo termine.
- **Rischio di dipendenza:** L'esposizione precoce al gioco d'azzardo aumenta significativamente il rischio di sviluppare una dipendenza patologica. Gli adolescenti, in particolare, sono particolarmente vulnerabili a causa della loro maggiore impulsività e della ricerca di nuove esperienze.
- **Conseguenze sociali ed economiche:** La dipendenza dal gioco d'azzardo negli adolescenti può portare a una serie di conseguenze negative, come problemi scolastici, relazioni familiari deteriorate, comportamenti antisociali e difficoltà economiche.
- **Comportamenti a rischio:** Il gioco d'azzardo patologico può essere associato ad altri comportamenti a rischio, come l'uso di sostanze stupefacenti, l'alcolismo e la delinquenza.

Fattori di rischio:
- **Accessibilità:** La facilità di accesso ai giochi d'azzardo, sia online che offline, aumenta il rischio di coinvolgimento degli adolescenti.
- **Influenza dei pari:** La pressione dei pari e la necessità di conformarsi al gruppo possono spingere gli adolescenti a provare il gioco d'azzardo.
- **Pubblicità:** Le campagne pubblicitarie aggressive e mirate ai giovani possono aumentare l'attrazione verso il gioco d'azzardo.

Strategie di prevenzione:
- **Educazione:** È fondamentale promuovere l'educazione al gioco responsabile nelle scuole, informando gli adolescenti sui rischi del gioco d'azzardo e fornendo loro gli strumenti per prendere

decisioni consapevoli.
- **Restrizioni all'accesso:** È necessario introdurre restrizioni più severe all'accesso ai giochi d'azzardo per i minori, come l'obbligo di verifica dell'età e il divieto di pubblicità mirata ai giovani.
- **Collaborazione tra istituzioni:** È fondamentale promuovere la collaborazione tra scuole, famiglie, servizi sanitari e istituzioni per affrontare in modo coordinato il problema del gioco d'azzardo giovanile.

In conclusione, la diffusione del gioco d'azzardo tra gli adolescenti rappresenta una grave minaccia per il loro benessere e per lo sviluppo della società. È necessario agire in modo deciso e coordinato per prevenire e contrastare questo fenomeno.

L'elevata diffusione del gioco d'azzardo in Italia, che coinvolge una percentuale così significativa della popolazione, è un fenomeno allarmante e richiede un'attenta analisi.

Il profilo del giocatore italiano:

Il dato che vede le fasce più deboli della popolazione come maggiori investitrici nel gioco d'azzardo è particolarmente preoccupante e conferma quanto emerso da numerose ricerche. Diverse motivazioni possono spiegare questo fenomeno:

- **Illusione di un miglioramento economico:** Per molte persone, il gioco d'azzardo rappresenta una sorta di "scommessa" sulla possibilità di migliorare la propria condizione economica, uscendo da una situazione di difficoltà.
- **Evadere dalla realtà:** Il gioco d'azzardo può diventare una forma di evasione dalla quotidianità, un modo per dimenticare i problemi e le preoccupazioni.
- **Solitudine e isolamento:** Le persone più sole e isolate possono trovare nel gioco d'azzardo una forma di socializzazione e un modo per colmare il vuoto esistenziale.

Le conseguenze sociali:

Questa situazione ha gravi ripercussioni a livello sociale:

- **Aumento della povertà:** La perdita di denaro dovuta al gioco d'azzardo può aggravare le condizioni economiche delle famiglie già in difficoltà.
- **Problemi familiari:** La dipendenza dal gioco d'azzardo può causare gravi problemi all'interno delle famiglie, con conseguenti tensioni, conflitti e, in alcuni casi, separazioni.

- **Criminalità:** In alcuni casi, la dipendenza dal gioco d'azzardo può portare a comportamenti antisociali e criminali, come furti e truffe.

Analizziamo più a fondo questi dati:

- **Il paradosso della povertà:** Il fatto che le regioni con un reddito pro capite più basso presentino una propensione al gioco inferiore rispetto alle regioni più ricche è un dato che contrasta con l'intuizione comune. Ciò potrebbe essere spiegato da diversi fattori:
    - **Minor disponibilità economica:** Chi ha meno risorse economiche ha meno possibilità di dedicare una parte del proprio reddito al gioco d'azzardo.
    - **Priorità diverse:** In contesti socio-economici più difficili, le persone potrebbero avere priorità diverse rispetto al gioco, come soddisfare i bisogni primari o cercare un lavoro.
    - **Minor accesso:** In alcune regioni più povere, l'accesso ai giochi d'azzardo potrebbe essere limitato, a causa di una minore diffusione dei punti vendita o di una minore familiarità con le nuove tecnologie.
- **Il peso delle variabili culturali:** Oltre alle variabili economiche, è fondamentale considerare il ruolo delle variabili culturali nel determinare la propensione al gioco. Le differenze regionali nel modo di concepire il tempo libero, il rischio e il denaro possono influenzare significativamente i comportamenti di gioco.
- **Il ruolo delle politiche regionali:** Le politiche regionali in materia di gioco d'azzardo possono avere un impatto significativo sulla diffusione del fenomeno. Regioni con una regolamentazione più stringente potrebbero presentare livelli di gioco più bassi.

Un quadro più complesso e sfumato del fenomeno del gioco d'azzardo in Italia:

- **Il mito del gioco come "tassa per i poveri" sfatato:** I dati a livello regionale e provinciale dimostrano chiaramente come il gioco d'azzardo non sia un fenomeno circoscritto alle fasce più deboli della popolazione. Al contrario, sono le regioni più ricche a presentare i livelli di gioco più elevati.
- **Il peso delle variabili socio-economiche:** La propensione al gioco è influenzata da una molteplicità di fattori, tra cui il livello di reddito, il tasso di occupazione, il livello di istruzione e le caratteristiche culturali di una determinata area geografica.
- **Il ruolo del gioco illegale:** Il gioco illegale rappresenta un'ombra

importante nel panorama del gioco d'azzardo italiano. Non solo sottrae risorse allo Stato, ma alimenta un circuito economico sommerso, favorendo attività illecite come l'usura, la truffa e il riciclaggio.
- **La necessità di un'analisi multidimensionale:** Per comprendere appieno il fenomeno del gioco d'azzardo è necessario adottare un approccio multidimensionale, che tenga conto non solo degli aspetti economici, ma anche di quelli sociali, culturali e criminali.

Altre considerazioni:

- **Il ruolo della pubblicità:** Le campagne pubblicitarie aggressive e pervasive giocano un ruolo fondamentale nel promuovere il gioco d'azzardo e nel creare aspettative irrealistiche di vincita.
- **L'impatto delle nuove tecnologie:** L'avvento del gioco online ha ulteriormente complicato il quadro, rendendo più difficile il controllo e la regolamentazione del settore.
- **Le differenze regionali:** Le differenze regionali nel modo di concepire il gioco d'azzardo e nell'approccio alla sua regolamentazione sono molto significative.

È fondamentale fare una distinzione netta tra il gioco d'azzardo come semplice forma di intrattenimento e il gioco d'azzardo patologico, ovvero una vera e propria dipendenza che incide negativamente sulla vita della persona.

Gioco d'azzardo come passatempo:

- **Attività sociale:** Per molti, il gioco d'azzardo rappresenta un modo per socializzare, trascorrere del tempo con amici o familiari e condividere esperienze comuni.
- **Intrattenimento:** Il gioco d'azzardo può essere visto come una forma di intrattenimento, un modo per rilassarsi e distrarsi dalla routine quotidiana.
- **Emozione e adrenalina:** La componente emozionale e l'adrenalina associata al gioco d'azzardo possono essere attraenti per molti.

Gioco d'azzardo patologico:

- **Perdita di controllo:** Il giocatore patologico perde il controllo sulla propria condotta, continuando a giocare nonostante le conseguenze negative.
- **Conseguenze negative:** La dipendenza dal gioco può portare a gravi problemi economici, relazionali e sociali, compromettendo la

qualità della vita della persona e dei suoi cari.
- **Comportamenti compulsivi:** Il gioco diventa un'ossessione, e il giocatore è spinto a giocare sempre più spesso e a puntare somme sempre più elevate.

Fattori di rischio:
- **Vulnerabilità individuale:** Alcuni individui sono più predisposti a sviluppare una dipendenza dal gioco a causa di fattori genetici, psicologici o sociali.
- **Accessibilità al gioco:** La diffusione dei giochi d'azzardo e la facilità di accesso, grazie alle nuove tecnologie, aumentano il rischio di sviluppare una dipendenza.
- **Pubblicità aggressiva:** Le campagne pubblicitarie che promuovono il gioco d'azzardo possono contribuire a normalizzare questo comportamento e a renderlo più attraente, soprattutto per i giovani.

Prevenzione e trattamento:

Per prevenire e contrastare il gioco d'azzardo patologico è necessario:
- **Educazione:** Promuovere l'educazione al gioco responsabile nelle scuole e nelle comunità.
- **Regolamentazione:** Introdurre norme più stringenti per la regolamentazione del gioco d'azzardo.
- **Trattamento:** Garantire l'accesso a servizi di trattamento per le persone affette da gioco d'azzardo patologico.

In conclusione:

È fondamentale riconoscere che il gioco d'azzardo può essere un'attività innocua per la maggior parte delle persone, ma per alcune può trasformarsi in una vera e propria dipendenza. La prevenzione, l'educazione e il trattamento sono strumenti fondamentali per affrontare questa problematica.

È fondamentale sottolineare questa distinzione tra il gioco d'azzardo come forma di intrattenimento e il gioco d'azzardo patologico.

Gioco come attività sociale e ludica:
- **Sviluppo personale:** Il gioco, nella sua forma più pura, stimola la creatività, l'intelligenza e la socializzazione.
- **Soddisfazione intrinseca:** Il piacere deriva dal gioco stesso, non necessariamente dalla vincita.

- **Controllo:** Il giocatore sociale è consapevole dei rischi e ha la capacità di limitare il tempo e il denaro dedicati al gioco.

Gioco d'azzardo patologico:

- **Perdita di controllo:** Il giocatore patologico perde il controllo sulla propria condotta, continuando a giocare nonostante le conseguenze negative.
- **Obsessione:** Il pensiero del gioco diventa dominante, influenzando negativamente la vita quotidiana.
- **Conseguenze negative:** La dipendenza dal gioco può portare a gravi problemi economici, relazionali e sociali.

Fattori che influenzano il passaggio dal gioco sociale al gioco patologico:

- **Vulnerabilità individuale:** Alcuni individui sono più predisposti a sviluppare una dipendenza a causa di fattori genetici, psicologici o sociali.
- **Accessibilità al gioco:** La diffusione dei giochi d'azzardo e la facilità di accesso, grazie alle nuove tecnologie, aumentano il rischio di sviluppare una dipendenza.
- **Pubblicità:** Le campagne pubblicitarie aggressive possono contribuire a normalizzare il gioco d'azzardo e a renderlo più attraente.
- **Contesto sociale:** Il contesto sociale in cui si vive può influenzare la percezione del gioco d'azzardo e la propensione a svilupparne una dipendenza.

Prevenzione e trattamento:

- **Educazione:** Promuovere l'educazione al gioco responsabile fin dalla giovane età.
- **Regolamentazione:** Introdurre norme più stringenti per la regolamentazione del gioco d'azzardo.
- **Trattamento:** Garantire l'accesso a servizi di trattamento per le persone affette da gioco d'azzardo patologico.
- **Supporto psicologico:** Offrire supporto psicologico ai giocatori e alle loro famiglie.

In conclusione:

È importante promuovere una cultura del gioco responsabile, che permetta di distinguere il gioco come forma di intrattenimento dal gioco patologico. La prevenzione e il trattamento sono fondamentali per affrontare questa problematica e garantire il benessere delle persone.

Il gioco come riflesso della natura umana:
- **Simulazione della vita:** Il gioco, in tutte le sue forme, è da sempre un modo per simulare situazioni reali, per sperimentare emozioni e apprendere.
- **Sviluppo delle abilità sociali:** Giocando, si imparano le regole, si interagisce con gli altri, si gestiscono le vincite e le perdite.
- **Meccanismo di coping:** Il gioco può essere un modo per affrontare lo stress e l'ansia, offrendo una momentanea evasione dalla realtà.

Il giocatore sociale e la consapevolezza del rischio:

Il giocatore sociale è consapevole che il gioco d'azzardo comporta un elemento di rischio e che la vincita non è garantita. Tuttavia, egli riesce a mantenere un atteggiamento equilibrato, limitando il tempo e il denaro dedicati al gioco e senza che questo comprometta la sua vita quotidiana.

Quando il gioco diventa un problema:

Il confine tra gioco sociale e gioco patologico è sottile e può essere facilmente oltrepassato. Quando il gioco diventa un'ossessione, quando si perde il controllo e si continuano a giocare nonostante le conseguenze negative, si parla di gioco d'azzardo patologico.

Fattori che possono influenzare il passaggio dal gioco sociale al gioco patologico:
- **Vulnerabilità individuale:** Alcuni individui sono più predisposti a sviluppare una dipendenza a causa di fattori genetici, psicologici o sociali.
- **Contesto sociale:** Il contesto sociale in cui si vive può influenzare la percezione del gioco d'azzardo e la propensione a svilupparne una dipendenza.
- **Accessibilità al gioco:** La diffusione dei giochi d'azzardo e la facilità di accesso, grazie alle nuove tecnologie, aumentano il rischio di sviluppare una dipendenza.

Prevenzione e trattamento:

Per prevenire e contrastare il gioco d'azzardo patologico è fondamentale:
- **Educazione:** Promuovere l'educazione al gioco responsabile fin dalla giovane età.
- **Regolamentazione:** Introdurre norme più stringenti per la

regolamentazione del gioco d'azzardo.
- **Trattamento:** Garantire l'accesso a servizi di trattamento per le persone affette da gioco d'azzardo patologico.
- **Supporto psicologico:** Offrire supporto psicologico ai giocatori e alle loro famiglie.

In conclusione:

Il gioco d'azzardo può essere un'attività piacevole e socializzante, ma è fondamentale saper riconoscere i segnali di allarme e intervenire in caso di necessità. Una corretta informazione e una prevenzione efficace possono aiutare a ridurre il rischio di sviluppare una dipendenza dal gioco.

Il confine tra gioco e dipendenza:

È importante sottolineare che, se da un lato il gioco può essere un'attività sana e benefica, dall'altro può trasformarsi in una dipendenza. Quando il gioco diventa un'ossessione, quando si perde il controllo e si continuano a giocare nonostante le conseguenze negative, si parla di gioco d'azzardo patologico.

Fattori che possono influenzare il passaggio dal gioco sociale al gioco patologico:

- **Vulnerabilità individuale:** Alcuni individui sono più predisposti a sviluppare una dipendenza a causa di fattori genetici, psicologici o sociali.
- **Contesto sociale:** Il contesto sociale in cui si vive può influenzare la percezione del gioco d'azzardo e la propensione a svilupparne una dipendenza.
- **Accessibilità al gioco:** La diffusione dei giochi d'azzardo e la facilità di accesso, grazie alle nuove tecnologie, aumentano il rischio di sviluppare una dipendenza.
- **Pubblicità:** Le campagne pubblicitarie aggressive possono contribuire a normalizzare il gioco d'azzardo e a renderlo più attraente.

Prevenzione e trattamento:

Per prevenire e contrastare il gioco d'azzardo patologico è fondamentale:

- **Educazione:** Promuovere l'educazione al gioco responsabile fin dalla giovane età.

- **Regolamentazione:** Introducere norme più stringenti per la regolamentazione del gioco d'azzardo.
- **Trattamento:** Garantire l'accesso a servizi di trattamento per le persone affette da gioco d'azzardo patologico.
- **Supporto psicologico:** Offrire supporto psicologico ai giocatori e alle loro famiglie.

In conclusione:

Il gioco può essere un'attività piacevole e socializzante, ma è fondamentale saper riconoscere i segnali di allarme e intervenire in caso di necessità. Una corretta informazione e una prevenzione efficace possono aiutare a ridurre il rischio di sviluppare una dipendenza dal gioco.

La sottile linea che separa il gioco come attività ludica e sociale dal gioco d'azzardo patologico:

- **Spostamento dell'attenzione:** Nel gioco d'azzardo patologico, l'aspetto ludico e sociale passa in secondo piano rispetto all'impulso irresistibile di giocare, al bisogno di rischiare e di provare a vincere, anche a costo di subire perdite significative.
- **Comportamento compulsivo:** Il gambling è caratterizzato da un comportamento compulsivo e ripetuto, simile a quello osservabile nelle dipendenze da sostanze.
- **Dinamica della dipendenza:** Nonostante l'assenza di una sostanza, il gioco d'azzardo patologico presenta molte similitudini con altre dipendenze, come l'alcolismo o la tossicodipendenza, in termini di perdita di controllo, conseguenze negative sulla vita e ricerca compulsiva della gratificazione.

Fattori che contribuiscono al passaggio dal gioco sociale al gambling:

- **Vulnerabilità individuale:** Alcuni individui sono più predisposti a sviluppare una dipendenza a causa di fattori genetici, psicologici o sociali.
- **Contesto sociale:** Il contesto sociale in cui si vive può influenzare la percezione del gioco d'azzardo e la propensione a svilupparne una dipendenza.
- **Accessibilità al gioco:** La diffusione dei giochi d'azzardo e la facilità di accesso, grazie alle nuove tecnologie, aumentano il rischio di sviluppare una dipendenza.
- **Pubblicità:** Le campagne pubblicitarie aggressive possono contribuire a normalizzare il gioco d'azzardo e a renderlo più

attraente.

Conseguenze del gioco d'azzardo patologico:
- **Problemi economici:** Debiti, difficoltà finanziarie, perdita del lavoro.
- **Problemi relazionali:** Isolamento sociale, conflitti familiari, deterioramento delle relazioni interpersonali.
- **Problemi di salute:** Ansia, depressione, disturbi del sonno, problemi fisici legati allo stress.
- **Comportamenti criminali:** Ricorso a prestiti illegali, truffe, furti.

In conclusione:

Il gioco d'azzardo può essere un'attività piacevole e socializzante, ma è fondamentale saper riconoscere i segnali di allarme e intervenire in caso di necessità. Una corretta informazione e una prevenzione efficace possono aiutare a ridurre il rischio di sviluppare una dipendenza dal gioco.

Le caratteristiche principali del gioco d'azzardo patologico:
- **Disturbo psicopatologico:** Il gioco d'azzardo patologico è riconosciuto a livello internazionale come un disturbo mentale, inserito nel DSM-5 (Manuale diagnostico e statistico dei disturbi mentali) tra le dipendenze comportamentali.
- **Coazione a ripetere:** Chi soffre di gioco d'azzardo patologico è spinto da un impulso irresistibile a giocare, anche se consapevole delle conseguenze negative che ne derivano.
- **Sofferenza all'astinenza:** L'astensione dal gioco provoca sintomi simili a quelli di altre dipendenze, come ansia, irritabilità, insonnia e depressione.
- **Il gioco come fine a se stesso:** A differenza del giocatore sociale, il giocatore patologico non è motivato dalla vincita o dal divertimento, ma dal gioco in sé, dalle emozioni intense che esso provoca, come l'eccitazione, l'adrenalina e la fuga dalla realtà.

Fattori che contribuiscono allo sviluppo del gioco d'azzardo patologico:
- **Fattori biologici:** Genetica, neurotrasmettitori.
- **Fattori psicologici:** Personalità, tratti caratteriali, disturbi dell'umore.
- **Fattori sociali:** Contesto familiare, pressione dei pari, disponibilità

di opportunità di gioco.

Conseguenze del gioco d'azzardo patologico:

- **Problemi economici:** Debiti, rovina finanziaria.
- **Problemi relazionali:** Isolamento sociale, conflitti familiari, deterioramento delle relazioni interpersonali.
- **Problemi di salute:** Ansia, depressione, disturbi del sonno, problemi fisici legati allo stress.
- **Comportamenti criminali:** Ricorso a prestiti illegali, truffe, furti.

In conclusione:

Il gioco d'azzardo patologico è una malattia seria con conseguenze devastanti sulla vita della persona e dei suoi cari. È fondamentale riconoscere i segnali di allarme e intervenire tempestivamente.

Altri aspetti importanti da sottolineare:

- **Impatto sulle relazioni:** Il gioco d'azzardo patologico ha un impatto devastante sulle relazioni con familiari, amici e colleghi.
- **Problemi di salute:** L'ansia, la depressione e altri disturbi psicologici sono frequenti tra i giocatori patologici.
- **Impatto sociale:** La società nel suo complesso subisce le conseguenze del gioco d'azzardo patologico, in termini di costi sociali e sanitari.

In conclusione:

Il gioco d'azzardo patologico è una malattia seria con conseguenze devastanti sulla vita della persona e dei suoi cari. È fondamentale riconoscere i segnali di allarme e intervenire tempestivamente.

Approfondiamo alcuni punti chiave:

- **Sintomi psicologici:** L'ossessione per il gioco è il sintomo cardine, accompagnata da una serie di emozioni negative come ansia, irritabilità e senso di colpa. La distorsione della realtà porta il giocatore a credere di poter controllare l'esito del gioco, alimentando un'illusione di onnipotenza.
- **Sintomi fisici:** Le conseguenze fisiche del gioco d'azzardo sono spesso sottovalutate, ma possono essere significative, soprattutto a causa dello stress e dell'ansia associati a questa dipendenza.

- **Sintomi sociali:** L'impatto sociale del gioco patologico è devastante, con conseguenze negative a livello economico, familiare, lavorativo e sociale.

È importante sottolineare che non tutti i giocatori patologici manifestano tutti i sintomi elencati. La gravità e la combinazione dei sintomi possono variare da persona a persona.

In conclusione:

Il gioco d'azzardo patologico è una malattia complessa che richiede un approccio multidisciplinare. La diagnosi precoce e l'intervento terapeutico sono fondamentali per migliorare la qualità di vita dei giocatori e delle loro famiglie.

Il ruolo dei test nella diagnosi:

Strumenti come il SOGS sono fondamentali per individuare precocemente i segnali di allarme e differenziare i giocatori sociali da quelli a rischio o patologici. Questi test, basati su un questionario auto-somministrato, consentono di valutare la presenza e la gravità di sintomi associati al gioco d'azzardo patologico, come:

- **Ossessione per il gioco:** pensieri ricorrenti sul gioco, difficoltà a smettere di giocare.
- **Tolleranza:** necessità di giocare somme sempre maggiori per provare la stessa eccitazione.
- **Tentativi infruttuosi di controllo:** ripetuti tentativi di ridurre o controllare il gioco senza successo.
- **Sintomi di astinenza:** irritabilità, ansia, insonnia quando si cerca di smettere di giocare.
- **Uso del gioco come meccanismo di fuga:** gioco per alleviare lo stress, la tristezza o la noia.
- **Mentire ai familiari o ad altri per nascondere la gravità del problema.**

Perché è importante una diagnosi precoce?

Una diagnosi precoce consente di:

- **Intervenire tempestivamente:** Iniziando un percorso terapeutico il prima possibile, si aumenta la probabilità di successo.
- **Prevenire conseguenze negative:** Un intervento precoce può aiutare a prevenire problemi economici, relazionali e di salute.

- **Offrire supporto al giocatore e ai suoi familiari:** Un percorso terapeutico può fornire gli strumenti necessari per affrontare il problema e ricostruire la propria vita.

Oltre al SOGS, esistono altri strumenti diagnostici:

- **GAM-DSM:** Basato sui criteri diagnostici del DSM-5, valuta la presenza di una dipendenza dal gioco d'azzardo.
- **Lieberman Gambling Scale:** Valuta la gravità della dipendenza dal gioco e la presenza di comorbidità con altre patologie.

È importante sottolineare che la diagnosi di gioco d'azzardo patologico deve essere effettuata da un professionista della salute mentale. I test auto-somministrati sono un utile strumento di screening, ma non sostituiscono una valutazione clinica completa.

In conclusione:

L'individuazione precoce del gioco d'azzardo patologico è fondamentale per offrire un adeguato sostegno ai giocatori e alle loro famiglie. I test specifici e una valutazione clinica accurata consentono di differenziare i giocatori sociali da quelli a rischio o patologici, permettendo di intervenire in modo tempestivo ed efficace.

Il ruolo della rete sociale, in particolare della famiglia, è fondamentale nel processo di riconoscimento e gestione del gioco d'azzardo patologico. Spesso, infatti, sono i familiari a notare per primi i cambiamenti comportamentali e le difficoltà del giocatore, anticipando la richiesta di aiuto.

Riassumiamo i principali segnali che possono far sospettare un problema di gioco d'azzardo:

- **Perdita di controllo finanziario:** Spese eccessive e inspiegate, difficoltà a pagare le bollette, richiesta di prestiti, vendita di oggetti di valore.
- **Isolamento sociale:** Trascuratezza degli affetti, riduzione delle attività sociali, preferenza per il gioco rispetto ad altre attività.
- **Cambiamenti comportamentali:** Irritabilità, aggressività, sbalzi d'umore, difficoltà a concentrarsi, menzogne, furti.
- **Problemi lavorativi:** Calo della produttività, assenze frequenti, difficoltà a rispettare le scadenze.
- **Negligenza delle responsabilità familiari:** Assenza da eventi familiari importanti, difficoltà nella gestione della casa.

Perché è importante l'intervento della rete sociale?

- **Riconoscimento precoce del problema:** I familiari e gli amici possono notare i primi segnali di allarme e incoraggiare il giocatore a cercare aiuto.
- **Supporto emotivo:** La rete sociale può fornire un sostegno emotivo fondamentale durante il percorso di recupero.
- **Facilitazione dell'accesso alle cure:** I familiari possono aiutare il giocatore a trovare un terapeuta e a partecipare alle terapie.

Cosa possono fare i familiari e gli amici?

- **Parlare apertamente del problema:** È importante affrontare l'argomento con il giocatore in modo chiaro e diretto, esprimendo le proprie preoccupazioni.
- **Offrire supporto emotivo:** Ascoltare il giocatore senza giudicarlo e mostrargli comprensione e affetto.
- **Incoraggiare a cercare aiuto:** Spiegare l'importanza di rivolgersi a un professionista e offrire il proprio sostegno nel percorso terapeutico.
- **Stabilire dei limiti:** È importante stabilire dei limiti chiari e coerenti, evitando di prestare denaro o coprire i debiti del giocatore.
- **Prendersi cura di sé stessi:** È fondamentale che i familiari si prendano cura di sé stessi e cerchino un supporto psicologico se necessario.

In conclusione:

La rete sociale svolge un ruolo cruciale nel percorso di recupero di un giocatore d'azzardo patologico. Un intervento precoce e un supporto costante possono aumentare significativamente le possibilità di successo.

La necessità di finanziare il vizio può portare a comportamenti illegali, spesso giustificati da una sorta di "ragionamento distorto" che nega la gravità delle proprie azioni.

La distinzione tra i profili di giocatori:

La distinzione tra giocatore sociale, problematico e patologico non è sempre netta e può presentare delle sfumature. Tuttavia, alcuni elementi chiave possono aiutare a tracciare un profilo più chiaro di ciascuna categoria:

- **Giocatore sociale:** Gioca per divertimento, con moderazione e senza che il gioco interferisca significativamente con la sua vita.
- **Giocatore problematico:** Inizia a mostrare segni di dipendenza,

come difficoltà a controllare gli impulsi, pensieri ossessivi sul gioco e piccole ripercussioni sulla vita quotidiana (leggeri problemi economici, qualche discussione in famiglia).
- **Giocatore patologico:** La dipendenza dal gioco è ormai consolidata, con gravi conseguenze a livello personale, sociale e finanziario. Il giocatore perde il controllo sulla propria vita, commette atti illeciti e può sviluppare problemi di salute mentale.

È importante sottolineare che questo è uno schema semplificato e che ogni individuo è unico. La gravità della dipendenza e la presenza di comorbidità con altri disturbi possono influenzare significativamente il quadro clinico.

Considerazioni finali:

La distinzione tra i diversi profili di giocatori è fondamentale per:

- **Una diagnosi precoce:** Permettere di intervenire tempestivamente e prevenire conseguenze più gravi.
- **Un trattamento personalizzato:** Adattare le terapie alle specifiche esigenze di ciascun paziente.
- **Una prevenzione efficace:** Mettere in atto strategie di prevenzione mirate ai diversi gruppi di rischio.

Analizziamo nel dettaglio le categorie di giocatori d'azzardo:

- **Giocatori compulsivi con sindrome da dipendenza:** Corrispondono al profilo classico del giocatore patologico, completamente assorbito dal gioco e incapace di controllarlo.
- **Giocatori per fuga con sindrome da dipendenza:** Questa categoria evidenzia come il gioco possa essere utilizzato come meccanismo di coping per affrontare emozioni negative. Nonostante la dipendenza, il loro obiettivo principale non è la vincita, ma l'anestesia delle proprie sofferenze.
- **Giocatori sociali costanti:** Questi giocatori dedicano una parte significativa del loro tempo libero al gioco, ma riescono a mantenere un equilibrio tra questa attività e le altre sfere della vita.
- **Giocatori sociali adeguati:** Rappresentano la maggioranza della popolazione e giocano in modo saltuario e controllato, senza che il gioco comporti conseguenze negative.
- **Giocatori antisociali:** Utilizzano il gioco come mezzo per attività illecite, come il riciclaggio di denaro o il finanziamento di altre

attività criminali.
- **Giocatori professionisti:** Considerano il gioco come una professione e lo praticano in modo strategico e calcolato, cercando di ottenere un guadagno costante.

I vantaggi di questa classificazione:
- **Nuanza:** Permette di individuare diverse sfumature all'interno del fenomeno del gioco d'azzardo.
- **Focus sulle motivazioni:** Sottolinea l'importanza delle motivazioni che spingono le persone a giocare.
- **Utilità clinica:** Può aiutare i professionisti a individuare interventi terapeutici più specifici per ogni tipologia di giocatore.

Limiti della classificazione:
- **Fluidità dei confini:** La distinzione tra le diverse categorie può essere a volte sfumata e un giocatore può spostarsi da una categoria all'altra nel corso del tempo.
- **Comorbidità:** Molti giocatori presentano comorbidità con altri disturbi mentali, come la depressione o l'ansia, che possono complicare ulteriormente la classificazione.

La difficoltà per i giocatori di ammettere la propria dipendenza e chiedere aiuto:
- **Stigma sociale:** Il gioco d'azzardo è spesso associato a debolezza di carattere o a vizi, portando i giocatori a provare vergogna e a nascondere il loro problema.
- **Negazione:** Molti giocatori negano la gravità della loro dipendenza, minimizzando le conseguenze e convincendosi di poter smettere in qualsiasi momento.
- **Illusione di controllo:** I giocatori patologici spesso credono di poter controllare il gioco, anche se le loro azioni dimostrano il contrario.
- **Paure:** La paura del giudizio degli altri, la paura di perdere il controllo della propria vita e la paura di affrontare le conseguenze delle proprie azioni possono scoraggiare i giocatori dal cercare aiuto.

Le conseguenze di questa mancata richiesta d'aiuto:
- **Aggravamento della situazione:** Il problema del gioco d'azzardo tende a peggiorare nel tempo se non viene trattato.
- **Danni alle relazioni:** La dipendenza dal gioco può portare alla rottura dei rapporti familiari, amicali e lavorativi.

- **Problemi economici:** I debiti possono accumularsi in modo esponenziale, mettendo a rischio la stabilità finanziaria del giocatore e della sua famiglia.
- **Problemi di salute:** L'ansia, la depressione e altri disturbi mentali sono frequenti tra i giocatori patologici.

Il ruolo degli altri:

È fondamentale che familiari, amici e conoscenti siano in grado di riconoscere i segnali di allarme del gioco d'azzardo patologico e incoraggino il giocatore a cercare aiuto. Un approccio empatico e non giudicante può facilitare l'apertura del giocatore e la sua disponibilità a intraprendere un percorso terapeutico.

In conclusione:

La dipendenza dal gioco d'azzardo è una malattia seria che richiede un trattamento specifico. È fondamentale superare lo stigma e incoraggiare i giocatori a chiedere aiuto, offrendo loro un sostegno empatico e professionale.

Consapevolezza e conoscenza possono infatti agire come un deterrente, aiutando le persone a prendere decisioni più consapevoli e a evitare di sottovalutare i rischi connessi al gioco.

Tuttavia, limitare la prevenzione alla sola informazione rischia di essere riduttivo. Ecco perché:

- **L'elemento emotivo:** Il gioco d'azzardo, oltre ad essere un calcolo probabilistico, è anche un'esperienza emotiva. L'eccitazione, la speranza di una vincita improvvisa, la fuga dalla routine possono superare la razionalità, anche in persone ben informate.
- **La dipendenza:** Il gioco d'azzardo patologico è una vera e propria dipendenza, paragonabile a quella da sostanze. In questi casi, la razionalità viene meno e il bisogno di giocare diventa incontrollabile, nonostante la consapevolezza dei rischi.
- **La complessità dei giochi:** I giochi d'azzardo sono spesso progettati per essere avvincenti e per mascherare la natura casuale delle vincite. Anche con tutte le informazioni a disposizione, può essere difficile per un giocatore non esperto comprendere appieno le dinamiche del gioco.
- **Fattori socio-economici:** Il gioco d'azzardo può essere una risposta a problemi più profondi, come la povertà, la disoccupazione, l'isolamento sociale. In questi casi, l'informazione

da sola non è sufficiente per risolvere le cause alla radice del problema.

Quindi, mentre l'informazione è uno strumento essenziale, è necessario affiancarla ad altre strategie di prevenzione:

- **Educazione:** Promuovere l'educazione al gioco responsabile fin dalla giovane età, insegnando ai giovani a gestire il denaro e a prendere decisioni consapevoli.
- **Limitazione dell'offerta:** Ridurre la disponibilità del gioco d'azzardo, limitando il numero di sale giochi e di scommesse online.
- **Protezione dei giocatori vulnerabili:** Mettere in atto misure per proteggere le persone più a rischio, come gli anziani o i giovani, dall'accesso al gioco d'azzardo.
- **Terapia:** Offrire percorsi terapeutici per le persone che hanno già sviluppato una dipendenza dal gioco.
- **Supporto alle famiglie:** Fornire supporto alle famiglie dei giocatori patologici.

In conclusione:

L'informazione è un tassello fondamentale nella prevenzione del gioco d'azzardo patologico, ma non è sufficiente da sola. Per contrastare efficacemente questo fenomeno è necessario un approccio multidisciplinare che coinvolga istituzioni, operatori sanitari, educatori e la società civile.

Il riconoscimento ufficiale del gioco d'azzardo patologico come una vera e propria patologia è un traguardo relativamente recente, frutto di anni di studi e ricerche.

Analizziamo più a fondo alcuni punti chiave:

- **Riconoscimento tardivo:** Similmente all'alcolismo, il gioco d'azzardo compulsivo è stato a lungo sottovalutato e stigmatizzato. Solo alla fine del XX secolo è stato riconosciuto il suo carattere patologico e la sua gravità.
- **DSM-III:** L'inserimento del gioco d'azzardo patologico nel DSM-III nel 1980 è stato un punto di svolta fondamentale, conferendogli una legittimazione scientifica e favorendo la ricerca e gli interventi terapeutici.
- **Disturbo del controllo degli impulsi:** La collocazione iniziale del gioco d'azzardo patologico tra i disturbi del controllo degli impulsi sottolinea la difficoltà di resistere alla tentazione di giocare,

nonostante le conseguenze negative.

Perché questo ritardo nel riconoscimento?
- **Stigma sociale:** Il gioco d'azzardo è stato a lungo considerato un vizio o una debolezza di carattere, piuttosto che una malattia.
- **Complessità del fenomeno:** La dipendenza dal gioco d'azzardo è un fenomeno complesso, influenzato da fattori biologici, psicologici e sociali.
- **Mancanza di studi scientifici:** Fino agli anni '80, gli studi scientifici sul gioco d'azzardo erano limitati e frammentati.

Quali sono le implicazioni di questo riconoscimento ufficiale?
- **Destigmatizzazione:** Il riconoscimento del gioco d'azzardo patologico come malattia ha contribuito a ridurre lo stigma associato a questa problematica, favorendo la richiesta di aiuto.
- **Sviluppo di terapie:** Il riconoscimento ufficiale ha stimolato la ricerca e lo sviluppo di terapie specifiche per il trattamento del gioco d'azzardo patologico.
- **Aumento della consapevolezza:** Il riconoscimento ha contribuito ad aumentare la consapevolezza pubblica del problema, favorendo la prevenzione e l'intervento precoce.

Conclusioni

Il percorso che ha portato al riconoscimento del gioco d'azzardo patologico come una patologia a sé stante è stato lungo e complesso. Questo riconoscimento ha rappresentato un passo avanti fondamentale per la comprensione e il trattamento di questa problematica, favorendo una maggiore attenzione e un approccio più scientifico.

La caratteristica fondamentale dei disturbi del controllo degli impulsi:
- **Incapacità di resistere all'impulso:** La persona che soffre di questo disturbo avverte un bisogno irresistibile di compiere determinate azioni, nonostante le conseguenze negative che potrebbero derivarne.
- **Tensione crescente:** Prima di compiere l'azione, si manifesta una sensazione di tensione o eccitazione crescente, quasi un'urgenza incontrollabile.
- **Gratificazione immediata:** L'atto impulsivo porta a un momentaneo senso di sollievo o gratificazione, che però è di breve durata.

- **Rimorso e senso di colpa:** Successivamente all'azione, spesso si manifestano sentimenti di rimorso, colpa e vergogna per ciò che si è fatto.

Perché è importante sottolineare questi aspetti?

- **Comprendere il disturbo:** Questi elementi aiutano a comprendere meglio la natura e la complessità dei disturbi del controllo degli impulsi.
- **Distinguere dai comportamenti impulsivi occasionali:** Non tutti i comportamenti impulsivi indicano la presenza di un disturbo. La differenza sta nella frequenza, nell'intensità e nelle conseguenze negative che questi comportamenti hanno sulla vita della persona.
- **Identificare i bisogni terapeutici:** La comprensione di questi meccanismi è fondamentale per individuare gli interventi terapeutici più adatti.

La proposta di raggruppare le dipendenze da sostanze e comportamentali in un unico capitolo del DSM rappresenta un passo avanti importante nella comprensione e nel trattamento delle dipendenze. Tuttavia, è fondamentale continuare la ricerca per chiarire ulteriormente i meccanismi neurobiologici e psicologici alla base di questi disturbi e per sviluppare interventi terapeutici sempre più efficaci e personalizzati.

Riassumiamo i punti chiave:

- **ICD-10:** La Classificazione Internazionale delle Malattie (ICD-10) colloca il gioco d'azzardo patologico tra i "Disturbi delle Abitudini e degli Impulsi". Questa classificazione sottolinea la natura compulsiva e irresistibile di questi comportamenti, che spesso ledono la vita del soggetto e delle persone a lui vicine.
- **DSM:** Il Manuale Diagnostico e Statistico dei Disturbi Mentali (DSM) sta attualmente valutando l'opportunità di raggruppare in un unico capitolo sia le dipendenze da sostanze che le dipendenze comportamentali, come il gioco d'azzardo patologico.
- **Complessità del fenomeno:** Le dipendenze sono fenomeni complessi, influenzati da fattori biologici, psicologici e sociali, che richiedono un approccio multifattoriale.

Le caratteristiche fondamentali dei disturbi del controllo degli impulsi, in particolare quelle che li avvicinano alle dipendenze:

- **Craving:** Il craving, o desiderio intenso e irrefrenabile, è un

sintomo tipico delle dipendenze, sia da sostanze che comportamentali. Nel caso del gioco d'azzardo patologico, il craving si manifesta come un bisogno urgente e compulsivo di giocare, che può diventare sempre più intenso e difficile da controllare.
- **Discontrollo:** La perdita di controllo sul proprio comportamento è un'altra caratteristica distintiva. Nonostante le conseguenze negative, la persona non riesce a resistere all'impulso di ripetere il comportamento problematico.
- **Iterazione:** La tendenza a ripetere il comportamento, anche a discapito delle conseguenze negative, è un'altra caratteristica comune alle dipendenze.
- **Addiction:** Il termine "addiction" (dipendenza) viene sempre più utilizzato per descrivere sia le dipendenze da sostanze che quelle comportamentali, sottolineando la natura compulsiva e la difficoltà di cessare il comportamento problematico.

Perché è importante sottolineare queste caratteristiche?
- **Comprendere la natura della dipendenza:** Questi elementi aiutano a comprendere meglio i meccanismi psicologici alla base delle dipendenze e a riconoscere i segnali di allarme.
- **Facilitare la diagnosi:** La presenza di questi sintomi può aiutare i professionisti della salute mentale a formulare una diagnosi accurata.
- **Sviluppare interventi terapeutici efficaci:** La comprensione dei meccanismi alla base della dipendenza è fondamentale per lo sviluppo di interventi terapeutici mirati.

Altri aspetti importanti da considerare:
- **Comorbilità:** Le dipendenze spesso coesistono con altri disturbi mentali, come l'ansia, la depressione o i disturbi della personalità.
- **Fattori scatenanti:** Esistono diversi fattori che possono scatenare o aggravare i sintomi, come lo stress, la noia, l'uso di sostanze.
- **Trattamento:** Il trattamento delle dipendenze può includere psicoterapia, farmacoterapia e interventi comportamentali.

In conclusione:

Il craving, il discontrollo e la reiterazione del comportamento sono caratteristiche comuni alle dipendenze, sia da sostanze che comportamentali. Riconoscere questi sintomi è fondamentale per una diagnosi precoce e per l'avvio di un percorso terapeutico adeguato.

La complessa evoluzione della classificazione del Gioco d'Azzardo Patologico (GAP) nel panorama dei disturbi mentali:

- **Dibattito sulla classificazione:** Per lungo tempo, la collocazione del GAP è stata oggetto di dibattito, con posizioni che lo avvicinavano ai Disturbi del Controllo degli Impulsi o al Disturbo Ossessivo-Compulsivo.
- **Svolta con il DSM-V:** La quinta edizione del Manuale Diagnostico e Statistico dei Disturbi Mentali ha segnato una svolta significativa, includendo il GAP a pieno titolo tra i disturbi da dipendenza.
- **Criteri diagnostici:** I criteri diagnostici del DSM-IV-TR sottolineavano già alcune caratteristiche tipiche delle dipendenze, come la perdita di controllo, la tolleranza, l'astinenza e le conseguenze negative sulla vita.

Perché questa classificazione è importante?

- **Riconoscimento:** L'inclusione del GAP tra i disturbi da dipendenza conferisce a questo disturbo un riconoscimento ufficiale e una maggiore legittimazione.
- **Approccio terapeutico:** Questa classificazione favorisce l'adozione di approcci terapeutici più specifici ed efficaci, ispirati a quelli utilizzati per le dipendenze da sostanze.
- **Prevenzione:** Unificando le dipendenze, si possono sviluppare strategie di prevenzione più ampie e inclusive.

In conclusione:

La classificazione del GAP come disturbo da dipendenza rappresenta un passo avanti significativo nella comprensione e nel trattamento di questa problematica. Tuttavia, sono necessari ulteriori studi per approfondire i meccanismi alla base di questo disturbo e per sviluppare interventi terapeutici sempre più efficaci.

Due criteri fondamentali per la diagnosi del Gioco d'Azzardo Patologico (GAP), come delineati nel DSM-5:

- **Criterio A: Comportamento maladattivo persistente e ricorrente:** Questo criterio sottolinea la natura cronica e pervasiva del problema. Il gioco d'azzardo non è più un semplice passatempo, ma diventa un comportamento che domina la vita della persona, compromettendo significativamente le sue relazioni, il lavoro e le attività quotidiane.
- **Criterio di esclusione: Escludere episodi maniacali:** È

fondamentale escludere che il comportamento di gioco sia legato a un episodio maniacale, in cui la persona può sperimentare un'euforia eccessiva, un'energia iperattiva e una presa di decisioni impulsive. In questi casi, il gioco d'azzardo potrebbe essere un sintomo di un disturbo bipolare e non un GAP in senso stretto.

DSM-5 elenca altri criteri diagnostici per il GAP, tra cui:

- **Necessità di giocare quantità sempre maggiori di denaro per ottenere l'eccitazione desiderata.**
- **Incapacità di controllare, ridurre o interrompere il gioco.**
- **Preoccupazione con il gioco.**
- **Tentativi ripetuti e infruttuosi di controllare, ridurre o interrompere il gioco.**
- **Gioco d'azzardo come via di fuga da problemi o per alleviare uno stato d'animo negativo.**
- **Mentire ai familiari, ai terapeuti o ad altri per nascondere la gravità del problema con il gioco d'azzardo.**
- **Aver commesso azioni illegali per finanziare il gioco d'azzardo.**
- **Aver messo a repentaglio o perso importanti relazioni personali, un lavoro o opportunità di studio a causa del gioco d'azzardo.**

Conclusioni

La diagnosi del GAP si basa su una valutazione multidimensionale che tiene conto non solo dei comportamenti legati al gioco, ma anche delle conseguenze che questi comportamenti hanno sulla vita della persona. Una diagnosi accurata è fondamentale per avviare un percorso terapeutico efficace e aiutare le persone a superare questo disturbo.

Approfondiamo alcuni punti chiave:

- **Criteri diagnostici:** I dieci punti che hai elencato rappresentano i criteri diagnostici del DSM-5 per il Gioco d'Azzardo Patologico (GAP). Questi criteri sono stati sviluppati sulla base di ricerche scientifiche e cliniche e consentono ai professionisti della salute mentale di effettuare una diagnosi accurata.
- **Comportamenti compulsivi:** Il giocatore patologico presenta comportamenti compulsivi e difficilmente controllabili, legati al gioco d'azzardo. Questa compulsione si manifesta attraverso la

necessità di giocare somme sempre maggiori, la difficoltà a smettere e il continuo ritorno al gioco nonostante le conseguenze negative.
- **Conseguenze negative:** Il GAP ha un impatto significativo sulla vita della persona, compromettendo le relazioni interpersonali, il lavoro e la sfera economica. Il giocatore patologico spesso mente, commette azioni illegali e mette a rischio la propria stabilità finanziaria e familiare.
- **Esigenza di aiuto:** È importante sottolineare che il GAP è una condizione trattabile. Molte persone affette da questo disturbo riescono a recuperare grazie a terapie specifiche e al supporto di una rete di sostegno.

Conclusioni

L'identikit del giocatore patologico che hai descritto è molto utile per comprendere le caratteristiche di questo disturbo. Se riconosci alcuni di questi comportamenti in te stesso o in qualcuno che conosci, è importante rivolgersi a un professionista della salute mentale per una valutazione e un eventuale trattamento.

Le diverse sfaccettature del gioco d'azzardo patologico, sottolineando sia gli aspetti oggettivi (definizioni ufficiali, scale di valutazione) sia quelli soggettivi e vissuti dall'individuo:

- **Definizioni soggettive e oggettive:** È vero che, pur esistendo definizioni ufficiali e strumenti di valutazione, la percezione soggettiva del gioco d'azzardo da parte del giocatore è fondamentale. Spesso, la consapevolezza della gravità del problema arriva solo in una fase avanzata, quando le conseguenze negative sulla vita sono evidenti.
- **La spirale del gioco:** Hai ben descritto la dinamica tipica del giocatore patologico, che si ritrova intrappolato in una spirale negativa: il gioco diventa una sorta di "soluzione" ai problemi, ma finisce per crearne di nuovi, portando il giocatore a un punto di non ritorno.
- **La perdita di controllo:** Il momento in cui il giocatore si rende conto di non riuscire a smettere, nonostante il desiderio di farlo, è un punto di svolta fondamentale. In questa fase, la consapevolezza della perdita di controllo sul proprio comportamento e la sensazione di estraneità rispetto ai propri desideri sono indicatori di una vera e propria patologia.

- **Alienazione:** Il senso di alienazione è un'esperienza comune a giocatori patologici. Si sentono estranei a se stessi e alla propria vita, come se fossero guidati da una forza esterna che li spinge a giocare.

Un profilo psicologico molto comune tra i giocatori d'azzardo patologici, evidenziando le dinamiche profonde che spesso li spingono verso questa dipendenza:

- **Bassa autostima e insicurezza:** Molti giocatori d'azzardo presentano una bassa autostima e un'insicurezza di fondo. Il gioco diventa un modo per cercare di compensare queste carenze, sperimentando un senso di onnipotenza e controllo illusorio.
- **Difficoltà nella gestione delle emozioni:** I giocatori patologici spesso hanno difficoltà a riconoscere e gestire le proprie emozioni, in particolare quelle negative come la tristezza e la rabbia. Il gioco diventa una sorta di "anestetico emotivo", permettendo loro di fuggire dai propri sentimenti.
- **Percezione di fallimento:** Molti giocatori si sentono dei falliti e credono che il denaro possa risolvere tutti i loro problemi. Questa convinzione li porta a investire nel gioco somme sempre maggiori, nella speranza di cambiare radicalmente la loro vita.
- **Paure e insicurezze:** Il gioco d'azzardo offre l'illusione di poter controllare il caso e di superare le proprie paure. In realtà, questa è una falsa illusione che finisce per aggravare il problema.

Fattori di rischio:

Numerosi fattori possono contribuire allo sviluppo del gioco d'azzardo patologico, tra cui:

- **Fattori genetici:** Una predisposizione genetica può aumentare il rischio di sviluppare la dipendenza.
- **Fattori ambientali:** L'esposizione a modelli di gioco patologico in famiglia o tra gli amici può influenzare lo sviluppo del disturbo.
- **Fattori psicologici:** La presenza di altri disturbi mentali, come la depressione o l'ansia, può aumentare la vulnerabilità al gioco d'azzardo.

Conclusioni

La comprensione dei fattori psicologici che sottostanno al gioco d'azzardo patologico è fondamentale per lo sviluppo di interventi terapeutici efficaci. È importante sottolineare che il gioco d'azzardo non è solo un problema comportamentale, ma riflette spesso profonde ferite emotive e difficoltà relazionali.

Approfondiamo alcuni aspetti:
- **Caratteristiche personologiche:** L'impulsività e la ricerca di sensazioni forti sono effettivamente tratti frequentemente associati al GAP. Tuttavia, è importante sottolineare che non sono l'unica causa e che spesso interagiscono con altri fattori, come ad esempio:
    - **Bassa tolleranza alla frustrazione:** I giocatori patologici tendono a provare difficoltà nel gestire l'attesa e la frustrazione, cercando nel gioco una gratificazione immediata.
    - **Disturbi dell'umore:** La depressione e l'ansia sono spesso comorbide al GAP, e il gioco può essere utilizzato come meccanismo di coping per alleviare questi stati d'animo negativi.
    - **Disturbi di personalità:** Alcuni disturbi di personalità, come quello borderline o antisociale, possono aumentare il rischio di sviluppare una dipendenza dal gioco.
- **La dimensione culturale e letteraria:** La letteratura ha da sempre esplorato il tema del gioco d'azzardo, sottolineandone gli aspetti psicologici e sociali. Autori come Dostoevskij e altri hanno saputo cogliere la complessità di questa dipendenza, contribuendo a una maggiore comprensione del fenomeno.
- **Il problema della negazione:** La negazione è una caratteristica tipica del GAP. Spesso, i giocatori patologici non ammettono di avere un problema, minimizzando le conseguenze del loro comportamento e resistendo a cercare aiuto. Questo rende difficile intervenire e può prolungare il percorso di guarigione.
- **Il ruolo della famiglia:** La famiglia svolge un ruolo cruciale nel percorso di recupero del giocatore patologico. Spesso sono i familiari a riconoscere per primi la gravità del problema e a cercare aiuto. Tuttavia, è importante sottolineare che il percorso di recupero è lungo e complesso, e richiede un impegno da parte di tutti i coinvolti.

Altri aspetti da considerare:
- **Il ruolo delle nuove tecnologie:** La diffusione dei giochi d'azzardo online ha reso il gioco più accessibile e ha contribuito all'aumento

della prevalenza del GAP, soprattutto tra i giovani.
- **La prevenzione:** La prevenzione del GAP è fondamentale e deve essere attuata a diversi livelli, coinvolgendo scuole, famiglie, istituzioni e media.
- **Il trattamento:** Il trattamento del GAP richiede un approccio multidisciplinare, che può includere psicoterapie cognitive-comportamentali, farmaci e gruppi di auto-mutuo aiuto.

Conclusioni

Il gioco d'azzardo patologico è un disturbo complesso con molteplici determinanti. La comprensione delle caratteristiche psicologiche dei giocatori, dei fattori di rischio e delle dinamiche familiari è fondamentale per sviluppare interventi efficaci.

Approfondiamo il pensiero di Caillois e le sue implicazioni:

- **Il gioco come sfida al destino:** Caillois, nel classificare i giochi, inserisce l'azzardo nella categoria dell'alea, ovvero tutto ciò che è legato al caso e alla fortuna. Il giocatore d'azzardo, in questo senso, si trova di fronte a una sfida diretta con il destino, cercando di prevedere l'imprevedibile e di manipolare il caso a proprio favore. Questa sfida, apparentemente folle, nasconde in realtà un profondo desiderio di controllo e di dominio sulla propria vita.
- **L'illusione di onnipotenza:** La sensazione di poter controllare l'incontrollabile è un'illusione potente che attrae molti giocatori. Dietro questa illusione si nasconde spesso un senso di impotenza e di insoddisfazione rispetto alla propria vita. Il gioco diventa così un modo per compensare queste carenze e per sentirsi più forti e padroni del proprio destino.
- **Le radici del comportamento:** Come hai giustamente sottolineato, le radici del gioco d'azzardo possono essere ricercate in diverse esperienze negative, come la disgregazione familiare, l'incertezza economica o un senso generale di insoddisfazione. Queste esperienze possono generare un senso di vulnerabilità e di impotenza che il giocatore cerca di superare attraverso il gioco.

In conclusione:

La teoria di Caillois ci aiuta a comprendere come il gioco d'azzardo possa rappresentare una sorta di "rito iniziatico" attraverso cui l'individuo cerca di affermare il proprio potere e di sfidare le leggi del caso. Tuttavia, questa ricerca illusoria di controllo finisce per condurre a una perdita di autonomia e a un'ulteriore alienazione.

Riassumiamo i punti chiave:
- **Sollievo immediato:** Il gioco d'azzardo offre un'illusione di fuga dalla realtà e un sollievo temporaneo da tensioni e preoccupazioni.
- **Senso di potere:** La possibilità di vincere al gioco crea un'illusione di controllo e di onnipotenza, che compensa un profondo senso di inadeguatezza.
- **Inferiorità e insicurezza:** Come sottolineato dagli Ansbacher, il giocatore d'azzardo nasconde spesso un'acuta sensazione di inferiorità, manifestata attraverso l'impazienza, l'irritabilità e sintomi nevrotici.
- **Il sogno infranto:** La vincita al gioco rappresenta un sogno a occhi aperti, ma le perdite inevitabili portano alla delusione e rafforzano il senso di fallimento e di incapacità.

Approfondimenti:
- **Ciclo vizioso:** Il giocatore d'azzardo si ritrova intrappolato in un ciclo vizioso: il gioco inizialmente offre sollievo, ma le perdite successive aumentano il bisogno di giocare per recuperare le somme perse e per provare nuovamente l'euforia della vincita.
- **Comorbilità:** Il gioco d'azzardo spesso coesiste con altri disturbi mentali, come la depressione, l'ansia e i disturbi di personalità.
- **Fattori di rischio:** Oltre ai fattori psicologici, anche fattori sociali e culturali possono influenzare lo sviluppo del gioco d'azzardo patologico.

Conclusioni:

Il gioco d'azzardo è un fenomeno complesso che coinvolge aspetti psicologici, sociali e culturali. Comprendere le motivazioni profonde che spingono le persone a giocare è fondamentale per sviluppare interventi terapeutici efficaci e per prevenire il problema.

Nel percorso del giocatore d'azzardo patologico: il ruolo della "grande vincita":
- **Il rinforzo positivo:** La prima vincita significativa rappresenta un potente rinforzo positivo. Essa alimenta l'illusione di poter controllare il gioco, di essere "fortunati" o di possedere una sorta di

"sesto senso" per le scommesse.
- **La rincorsa al successo:** Dopo la prima vincita, il giocatore tende a riprodurre le stesse condizioni, nella speranza di ripetere l'esperienza. Nasce così la fase della "rincorsa", caratterizzata da scommesse sempre più alte e da un'ossessione per il gioco.
- **L'illusione del controllo:** La vincita iniziale crea un'illusione di controllo sul gioco, alimentando l'errata convinzione di poter prevedere gli eventi e di manipolare il caso.
- **L'aspettativa irrealistica:** L'aspettativa di successo diventa sempre più irrealistica, portando il giocatore a sottovalutare i rischi e a investire somme sempre maggiori.

Le conseguenze di questo meccanismo:
- **Peggioramento della dipendenza:** La ricerca della "grande vincita" alimenta la dipendenza, portando il giocatore a trascurare altri aspetti della propria vita.
- **Aumento delle perdite:** Le perdite successive alla prima vincita sono vissute come un fallimento personale, rafforzando il senso di frustrazione e di inadeguatezza.
- **Danni economici e relazionali:** La dipendenza dal gioco può portare a gravi conseguenze economiche e relazionali, compromettendo la vita del giocatore e delle persone a lui care.

In conclusione:

La "grande vincita" rappresenta un punto di svolta nel percorso del giocatore d'azzardo patologico. Essa alimenta l'illusione di poter controllare il gioco e di raggiungere la ricchezza, ma in realtà lo trascina in una spirale di dipendenza sempre più profonda.

Un meccanismo tipico del gioco d'azzardo patologico: l'inseguimento delle perdite, o "chasing":
- **La spirale del debito:** L'inseguimento delle perdite è un circolo vizioso che porta il giocatore a investire sempre più denaro nella speranza di recuperare le somme perse. Questo comportamento, oltre a peggiorare la situazione finanziaria, alimenta l'illusione di poter controllare il gioco e di ottenere una vincita che risolva tutti i problemi.
- **La perdita della prospettiva:** Il giocatore, preso dalla frenesia di recuperare le perdite, perde di vista le conseguenze negative del suo comportamento, sia a livello personale che sociale. Le difficoltà economiche, i problemi familiari e le possibili

conseguenze legali vengono spesso sottovalutate o addirittura negate.
- **L'illusione del controllo:** Come hai giustamente sottolineato, l'inseguimento delle perdite è alimentato dall'illusione di poter controllare il gioco e di ottenere una vincita "miracolosa". Questa illusione, però, è irrazionale e porta il giocatore a prendere decisioni sempre più rischiose.

Le conseguenze dell'inseguimento delle perdite:

- **Aumento del debito:** Il tentativo di recuperare le perdite porta inevitabilmente a un aumento del debito, con gravi ripercussioni sulla vita del giocatore e della sua famiglia.
- **Isolamento sociale:** La dipendenza dal gioco può portare all'isolamento sociale, poiché il giocatore tende a trascurare le relazioni interpersonali e a mentire ai propri cari per nascondere la gravità della situazione.
- **Problemi legali:** In alcuni casi, il giocatore può compiere atti illeciti per procurarsi denaro da destinare al gioco, esponendosi così a conseguenze penali.
- **Problemi di salute:** La dipendenza dal gioco può avere gravi ripercussioni sulla salute fisica e mentale del giocatore, causando ansia, depressione e disturbi del sonno.

Come uscire da questo circolo vizioso:

- **Riconoscere il problema:** Il primo passo per uscire dalla dipendenza dal gioco è riconoscere di avere un problema e chiedere aiuto.
- **Terapia:** La terapia cognitivo-comportamentale è uno degli approcci più efficaci per trattare il gioco d'azzardo patologico.
- **Gruppi di auto-mutuo aiuto:** I gruppi di auto-mutuo aiuto, come Gamblers Anonymous, offrono un sostegno fondamentale ai giocatori in fase di recupero.
- **Prevenzione:** La prevenzione del gioco d'azzardo patologico è fondamentale e deve essere attuata a diversi livelli, coinvolgendo scuole, famiglie, istituzioni e media.

In conclusione:

L'inseguimento delle perdite è un meccanismo pericoloso che può portare il giocatore d'azzardo a una situazione di grave disagio. È fondamentale intervenire tempestivamente per aiutare il giocatore a uscire da questo circolo vizioso e a riprendere il controllo della propria vita.

Custer ha fornito un modello evolutivo del gioco d'azzardo patologico (GAP) che, pur con i suoi limiti, offre una rappresentazione chiara e utile delle diverse fasi che caratterizzano questa dipendenza. Analizziamo più nel dettaglio le fasi individuate da Custer:

- **Gioco sporadico e sociale:** Il percorso verso il GAP inizia spesso con un approccio al gioco come forma di svago e socializzazione, senza che vi siano ancora segnali di un problema più profondo.
- **Gioco abituale:** Col tempo, il gioco diventa un'abitudine sempre più frequente, e il giocatore inizia a dedicare sempre più tempo e denaro a questa attività.
- **Gioco problematico:** In questa fase, il gioco inizia a interferire con altri aspetti della vita del giocatore, causando problemi a livello lavorativo, familiare e sociale.
- **Gioco patologico:** Si raggiunge lo stadio più grave della dipendenza, caratterizzato da una perdita di controllo sul gioco, da un forte bisogno di giocare e da gravi conseguenze negative sulla vita del giocatore.
- **Percorso di ricostruzione e crescita:** Questa è la fase in cui il giocatore, con l'aiuto di una terapia adeguata, inizia a ricostruire la propria vita e a superare la dipendenza.

Cosa rende interessante il modello di Custer?

- **Universalità:** Sebbene le storie individuali siano diverse, il modello di Custer identifica delle tappe comuni che possono aiutare a comprendere meglio il percorso di un giocatore d'azzardo patologico.
- **Utilità clinica:** Questo modello può essere utilizzato dai clinici per valutare la gravità della dipendenza e per personalizzare gli interventi terapeutici.
- **Possibilità di intervento:** Il modello di Custer sottolinea l'importanza di intervenire precocemente, quando il gioco è ancora nella fase iniziale, per prevenire lo sviluppo di una dipendenza più grave.

Limiti del modello:

- **Generalizzazione:** Come sottolineato da Custer stesso, questo modello rappresenta un'approssimazione della realtà e non può catturare tutta la complessità del fenomeno.
- **Individualità:** Ogni giocatore ha una storia personale unica e può sperimentare il GAP in modo diverso.

- **Fattori comorbidi:** Il modello di Custer non considera esplicitamente la comorbilità del GAP con altri disturbi mentali, che può influenzare il decorso della dipendenza.

Conclusioni:

Il modello evolutivo di Custer rappresenta un punto di partenza importante per comprendere il gioco d'azzardo patologico. Tuttavia, è fondamentale ricordare che ogni caso è unico e richiede un approccio personalizzato.

Il modello evolutivo di Custer, evidenziando le due fasi principali: quella discendente, caratterizzata da un progressivo peggioramento della situazione, e quella ascendente, legata al recupero e alla crescita.:

- **La "luna di miele":** La fase iniziale, spesso definita "luna di miele", è caratterizzata da un'esperienza positiva con il gioco, che viene vissuto come una fonte di piacere e gratificazione. Questa fase è fondamentale per comprendere come il giocatore possa rimanere intrappolato nella dipendenza, nonostante le conseguenze negative che si manifesteranno in seguito.
- **Il momento della svolta:** La fase critica rappresenta un punto di svolta nel percorso del giocatore. È il momento in cui si prende coscienza della gravità del problema e si decide di chiedere aiuto. Questa consapevolezza è spesso scatenata da eventi traumatici, come la perdita del lavoro o la rottura delle relazioni familiari.
- **La ricostruzione:** La fase di ricostruzione è un percorso lungo e complesso, che richiede un impegno costante da parte del giocatore. In questa fase, si lavora per ripristinare le relazioni, recuperare le abilità sociali e sviluppare nuove strategie di coping per affrontare lo stress e le emozioni negative.
- **La crescita:** La fase finale, quella della crescita, è caratterizzata da una maggiore consapevolezza di sé e da una capacità di gestire le proprie emozioni in modo più sano.

Una fase spesso sottovalutata e che gioca un ruolo cruciale nello sviluppo della dipendenza:

- **L'illusione del controllo:** Durante questa fase, il giocatore sviluppa l'illusione di poter controllare l'esito del gioco, di avere una sorta di "sesto senso" che gli permette di prevedere le vincite. Questa convinzione è rafforzata dalla frequenza delle vincite iniziali

e dalla grande vincita, che viene percepita come una conferma delle proprie abilità.
- **La dipendenza psicologica:** Oltre alla dipendenza finanziaria, si sviluppa una forte dipendenza psicologica dal gioco. L'azione del gioco diventa un modo per sfuggire alla noia, all'ansia e ad altre emozioni negative. Il giocatore trova nel gioco una fonte di piacere e di autostima, che lo spinge a ripetere l'esperienza.
- **L'aumento delle scommesse:** Nonostante le vincite iniziali, il giocatore tende ad aumentare gradualmente l'ammontare delle scommesse, cercando di replicare l'eccitazione della prima vincita. Questo comportamento è tipico della dipendenza, in cui la tolleranza aumenta e sono necessarie dosi sempre maggiori per ottenere lo stesso effetto.
- **La durata:** La durata di questa fase è variabile, ma in genere si aggira intorno ai 3-5 anni. È importante sottolineare che questa è una stima approssimativa e che la durata della fase vincente può variare da individuo a individuo.

In conclusione:

La fase vincente è un periodo cruciale nello sviluppo del gioco d'azzardo patologico. È una fase caratterizzata da un'illusione di controllo, da una dipendenza psicologica e da un aumento progressivo delle scommesse. Comprendere questa fase è fondamentale per prevenire e trattare la dipendenza dal gioco.

I meccanismi psicologici e comportamentali che la caratterizzano:
- **La rincorsa alle perdite:** Come hai giustamente sottolineato, la rincorsa alle perdite è uno dei tratti distintivi della fase perdente. Il giocatore, ossessionato dall'idea di recuperare le somme perse, aumenta le puntate e si concentra su giochi con potenziali vincite maggiori. Questa dinamica è alimentata dall'illusione di poter ribaltare la situazione con una vincita "miracolosa".
- **La negazione e le menzogne:** La negazione del problema è un meccanismo di difesa molto comune nei giocatori d'azzardo patologici. Il giocatore tende a minimizzare l'entità del problema e a mentire ai propri cari per nascondere la gravità della situazione.
- **L'isolamento sociale:** La dipendenza dal gioco porta spesso all'isolamento sociale. Il giocatore si allontana da amici e familiari, concentrandosi esclusivamente sul gioco.

- **Le conseguenze finanziarie:** Le conseguenze finanziarie della dipendenza dal gioco sono devastanti. Il giocatore può accumulare debiti ingenti, mettere a rischio la propria casa e la propria famiglia.
- **La perdita di controllo:** Nella fase perdente, il giocatore perde completamente il controllo sulla propria vita. Il gioco diventa l'unica priorità, e tutte le altre attività vengono trascurate.

Perché è importante comprendere questa fase?

- **Intervento terapeutico:** Comprendere le dinamiche della fase perdente è fondamentale per pianificare un intervento terapeutico efficace. Il terapeuta può aiutare il giocatore a riconoscere i propri meccanismi di difesa e a sviluppare nuove strategie per affrontare la dipendenza.
- **Prevenzione delle ricadute:** La conoscenza della fase perdente può aiutare a prevenire le ricadute. I giocatori che hanno già sperimentato questa fase possono essere più a rischio di ricadute, e quindi devono essere particolarmente attenti a riconoscere i segnali di allarme.
- **Supporto ai familiari:** La comprensione della fase perdente può essere utile anche ai familiari del giocatore, che possono così comprendere meglio il comportamento del loro caro e offrire un sostegno più efficace.

In conclusione:

La fase perdente è una fase cruciale nel percorso del giocatore d'azzardo patologico. È caratterizzata da una progressiva perdita di controllo, da gravi conseguenze sociali e finanziarie e da una profonda sofferenza psicologica. Comprendere questa fase è fondamentale per aiutare i giocatori a uscire dalla dipendenza e a ricostruire la propria vita.

Il profondo disagio psicologico e le gravi conseguenze sociali e legali che ne derivano:

- **Perdita totale di controllo:** Come hai giustamente sottolineato, la fase della disperazione è caratterizzata da una completa perdita di controllo sul gioco. Il giocatore diventa schiavo della dipendenza e non riesce più a resistere all'impulso di giocare, nonostante le gravi conseguenze.
- **Disperazione e panico:** La disperazione è un'emozione dominante in questa fase. Il giocatore si sente intrappolato in una situazione senza via d'uscita e prova un senso di panico di fronte

alle conseguenze delle proprie azioni.
- **Comportamenti antisociali:** La necessità di procurarsi denaro per continuare a giocare può portare il giocatore a compiere azioni illegali, come furti, truffe e appropriazione indebita. Questi comportamenti sono spesso giustificati dal bisogno di "rimediare" alla situazione e di ottenere la grande vincita che risolverà tutti i problemi.
- **Isolamento sociale:** L'allontanamento dalla famiglia e dagli amici è un'altra conseguenza grave della dipendenza. Il giocatore si vergogna delle proprie azioni e teme il giudizio degli altri, preferendo isolarsi e continuare a giocare in segreto.

In conclusione:

La fase della disperazione è la fase più grave del gioco d'azzardo patologico. È caratterizzata da una profonda sofferenza psicologica, da gravi conseguenze sociali e legali e da un alto rischio di suicidio. È fondamentale riconoscere i segnali di allarme e intervenire tempestivamente per aiutare il giocatore a uscire da questa situazione.

Approfondiamo alcuni aspetti chiave di questa fase:

- **Ideazione suicidaria:** La perdita di speranza e la consapevolezza delle proprie azioni possono portare il giocatore a pensieri suicidari. Il suicidio rappresenta una via d'uscita estrema da una situazione percepita come insostenibile.
- **Crollo psicoemotivo:** Il crollo psicoemotivo è totale. Il giocatore si sente sopraffatto dalla colpa, dal senso di vergogna e dalla paura.
- **Co-dipendenza:** Il coniuge del giocatore spesso sviluppa una co-dipendenza, cercando in tutti i modi di risolvere i problemi causati dal gioco del partner. Questa situazione può portare a un forte senso di colpa e di impotenza.
- **Resistenza al cambiamento:** La maggior parte dei giocatori accetta di intraprendere una terapia solo quando si trovano in una situazione di estrema difficoltà, quando hanno esaurito tutte le altre possibilità. Questa resistenza al cambiamento è legata alla paura di affrontare la propria dipendenza e alle difficoltà nel riconoscere il problema.

Perché è importante comprendere questa fase?

- **Intervento urgente:** La fase della disperazione richiede un intervento immediato e multidisciplinare, che coinvolga psicologi,

psichiatri e assistenti sociali.
- **Prevenzione del suicidio:** È fondamentale monitorare costantemente i pensieri suicidari del giocatore e mettere in atto tutte le misure necessarie per prevenire gesti estremi.
- **Supporto alla famiglia:** La famiglia del giocatore ha bisogno di un supporto psicologico adeguato per affrontare le difficoltà causate dalla dipendenza del loro caro.

In conclusione:

La fase della disperazione è una fase critica del gioco d'azzardo patologico. Le conseguenze di questa fase sono devastanti per il giocatore e per la sua famiglia. È fondamentale riconoscere i segnali di allarme e intervenire tempestivamente per aiutare il giocatore a uscire da questa situazione.

È proprio in questo momento che si accende una scintilla di speranza e il desiderio di cambiamento diventa impellente:

- **Il momento della verità:** La fase critica è caratterizzata da una presa di coscienza profonda delle conseguenze negative del gioco d'azzardo. Il giocatore si rende conto del danno che ha causato a sé stesso e ai propri cari e inizia a provare un forte senso di colpa e di vergogna.
- **La richiesta d'aiuto:** La richiesta d'aiuto è un segnale importante, che indica la volontà del giocatore di affrontare il problema e di cambiare la propria vita. Questa richiesta è spesso motivata da un sincero desiderio di riprendere il controllo della propria esistenza e di ricostruire le relazioni danneggiate.
- **La speranza:** La speranza è un elemento fondamentale in questa fase. Il giocatore inizia a credere nella possibilità di guarire e di ricominciare da capo.
- **L'assunzione di responsabilità:** Il giocatore inizia ad assumersi le proprie responsabilità e a riconoscere il ruolo che ha avuto nel creare la propria situazione.
- **La pianificazione del futuro:** La fase critica è caratterizzata da una forte motivazione a pianificare il futuro. Il giocatore inizia a pensare al lavoro, alle relazioni interpersonali e a come risarcire i debiti.

Perché è importante comprendere questa fase?

- **Intervento terapeutico:** La fase critica è il momento ideale per avviare un percorso terapeutico. Il giocatore è più motivato a

collaborare e a mettere in atto le strategie terapeutiche.
- **Prevenzione delle ricadute:** Comprendere le dinamiche della fase critica può aiutare a prevenire le ricadute. Il terapeuta può lavorare con il paziente per identificare i fattori di rischio e sviluppare strategie per far fronte alle situazioni difficili.
- **Supporto alla famiglia:** La fase critica è un momento importante anche per la famiglia del giocatore, che può finalmente vedere una luce in fondo al tunnel.

In conclusione:

La fase critica rappresenta una svolta fondamentale nel percorso di un giocatore d'azzardo patologico. È un momento di grande speranza e di possibilità di cambiamento. È importante cogliere questa opportunità e offrire al giocatore tutto il supporto necessario per affrontare il suo percorso di guarigione.

Le caratteristiche di questa fase cruciale nel percorso di recupero di un giocatore d'azzardo patologico:

- **Il cambiamento comportamentale:** La fase di ricostruzione è caratterizzata da un profondo cambiamento comportamentale. Il giocatore abbandona gradualmente i comportamenti legati al gioco d'azzardo e inizia a sviluppare nuove abilità e competenze.
- **Il recupero delle relazioni:** Il miglioramento dei rapporti familiari è uno dei risultati più significativi della fase di ricostruzione. La cessazione del gioco e l'impegno nel risanamento dei debiti permettono al giocatore di dedicare più tempo ai propri cari e di ricostruire la fiducia perduta.
- **La crescita personale:** La fase di ricostruzione è anche un momento di crescita personale. Il giocatore impara a conoscere meglio se stesso, a gestire le proprie emozioni e a sviluppare una maggiore consapevolezza dei propri bisogni.
- **La pianificazione del futuro:** La capacità di pianificare il futuro è un'altra conquista importante. Il giocatore abbandona la mentalità a breve termine tipica del giocatore d'azzardo e inizia a progettare la propria vita a lungo termine.

In conclusione:

La fase di ricostruzione è una fase delicata e importante nel percorso di recupero di un giocatore d'azzardo patologico. È un periodo di grandi cambiamenti e di nuove opportunità. Con il giusto supporto, il giocatore può superare le difficoltà e costruire una nuova vita.

Approfondiamo alcuni aspetti chiave di questa fase:
- **Il superamento dell'ossessione:** La diminuzione della preoccupazione legata al gioco indica che il giocatore è riuscito a superare l'ossessione e a liberare la propria mente da pensieri intrusivi.
- **La crescita personale:** L'introspezione e la consapevolezza dei propri bisogni rappresentano un passo fondamentale verso la crescita personale. Il giocatore impara a conoscere se stesso in modo più profondo e a sviluppare una maggiore autostima.
- **Il ripristino delle relazioni:** La capacità di dare affetto agli altri è un segno evidente del recupero delle relazioni interpersonali. Il giocatore riprende a costruire legami significativi con i propri cari e a soddisfare i bisogni emotivi degli altri.
- **La prevenzione delle ricadute:** La consapevolezza dei propri punti deboli e la capacità di riconoscere i segnali di pericolo sono strumenti fondamentali per prevenire le ricadute.

In conclusione:

La fase di crescita rappresenta un traguardo importante nel percorso di recupero di un giocatore d'azzardo patologico. È una fase caratterizzata da una profonda trasformazione personale e da un miglioramento della qualità della vita.

L'interesse per i meccanismi cerebrali alla base di questa dipendenza è cresciuto notevolmente negli ultimi anni, offrendo preziose indicazioni per comprendere le cause e sviluppare strategie di trattamento più efficaci.

Approfondimenti sulle ipotesi neurobiologiche

1. Neurotrasmettitori e circuiti cerebrali:
- **Dopamina:** È spesso considerata il "neurotrasmettitore del piacere". Nel gioco d'azzardo, la dopamina viene rilasciata in modo eccessivo durante le vincite, creando un circuito di rinforzo che spinge il giocatore a ripetere l'esperienza per riprovare quella sensazione gratificante.
- **Serotonina:** Legata all'umore e al controllo degli impulsi, la serotonina potrebbe essere implicata nella regolazione delle

emozioni negative associate alla perdita e nel controllo degli impulsi legati al gioco.
- **Noradrenalina:** Coinvolta nella risposta allo stress, la noradrenalina potrebbe contribuire all'aumento dell'eccitazione e dell'arousal tipico del gioco d'azzardo.

2. Circuiti cerebrali coinvolti:

- **Sistema mesolimbico:** Coinvolto nel sistema di ricompensa, questo circuito è particolarmente attivo durante il gioco d'azzardo.
- **Corteccia prefrontale:** Responsabile delle funzioni esecutive, come la pianificazione, la presa di decisioni e il controllo degli impulsi, questa area potrebbe essere meno efficiente nei giocatori patologici.
- **Amigdala:** Coinvolta nella gestione delle emozioni, l'amigdala potrebbe essere iperattiva nei giocatori patologici, amplificando le reazioni emotive legate al gioco.

3. Anomalie strutturali e funzionali: Alcuni studi hanno evidenziato possibili anomalie strutturali e funzionali in alcune aree del cervello dei giocatori patologici, come una riduzione del volume della materia grigia in alcune regioni coinvolte nel controllo degli impulsi e nella presa di decisioni.

4. Genetica: La ricerca genetica ha individuato alcuni geni che potrebbero predisporre al gioco d'azzardo patologico, influenzando la risposta ai neurotrasmettitori e la vulnerabilità allo sviluppo di questa dipendenza.

In conclusione:

Le ricerche neurobiologiche hanno fornito importanti contributi alla comprensione del gioco d'azzardo patologico, ma sono ancora necessarie ulteriori indagini per chiarire i meccanismi alla base di questa complessa patologia. Una visione integrata che tenga conto dei fattori biologici, psicologici e sociali è fondamentale per sviluppare interventi terapeutici sempre più efficaci.

Le ipotesi psicologiche offrono un quadro più completo delle dinamiche del gioco d'azzardo patologico (GAP):

Approccio psicoanalitico

- **Il gioco come espressione di conflitti inconsci:** Secondo la

psicoanalisi, il gioco d'azzardo può essere visto come un modo per esprimere e gestire conflitti inconsci, come il senso di colpa, l'aggressività o il desiderio di punizione.
- **Il ruolo del Super-Io:** Il Super-Io, la parte della personalità che rappresenta le regole e le proibizioni interiorizzate, potrebbe spingere il giocatore a punirsi attraverso la perdita di denaro.
- **La ricerca della gratificazione infantile:** Il gioco d'azzardo potrebbe rappresentare un tentativo di rivivere l'eccitazione e la gratificazione sperimentate nell'infanzia.

Approccio comportamentale

- **Condizionamento operante:** Questa teoria sottolinea l'importanza del rinforzo nel mantenere il comportamento di gioco. Le vincite fungono da rinforzi positivi, aumentando la probabilità che il comportamento si ripeta.
- **Schemi di rinforzo variabile:** Gli schemi di rinforzo variabili, tipici delle slot machine, rendono il gioco particolarmente avvincente e difficile da abbandonare.
- **Generalizzazione e discriminazione:** I comportamenti appresi in una situazione di gioco possono generalizzarsi ad altre situazioni, mentre il giocatore può imparare a discriminare tra le diverse tipologie di gioco.

Approccio cognitivo

- **Distorsioni cognitive:** I giocatori patologici presentano spesso distorsioni cognitive, ovvero modi di pensare irrazionali che li portano a sovrastimare le proprie probabilità di vincita e a sottovalutare le conseguenze negative del gioco.
- **Illusioni di controllo:** I giocatori tendono a credere di poter influenzare l'esito del gioco, anche quando sanno che si tratta di un evento casuale.
- **Pensieri magici:** Alcuni giocatori credono in rituali e superstizioni che li aiuterebbero a vincere.

Integrazione dei modelli

È importante sottolineare che questi tre approcci non sono necessariamente in contraddizione tra loro, ma possono integrarsi per fornire una comprensione più completa del gioco d'azzardo patologico. Ad esempio, un giocatore potrebbe inizialmente essere motivato da conflitti inconsci (psicoanalisi), ma in seguito sviluppare delle convinzioni irrazionali e dei comportamenti automatici (cognitivismo) che lo portano a continuare a giocare nonostante le conseguenze negative.

Le ipotesi sociologiche offrono un'ulteriore prospettiva fondamentale per comprendere il gioco d'azzardo patologico:

Ipotesi sociologiche

Le teorie sociologiche si concentrano sull'influenza del contesto sociale e culturale sul comportamento di gioco. Alcuni fattori chiave che vengono considerati includono:

- **Disponibilità del gioco:** L'ampia diffusione dei casinò, delle scommesse sportive e dei giochi online ha aumentato l'accessibilità al gioco d'azzardo, rendendolo più facile e attraente.
- **Norme sociali e culturali:** Le norme sociali e culturali legate al gioco d'azzardo possono influenzare la percezione del rischio e le aspettative di vincita.
- **Gruppi di riferimento:** L'appartenenza a gruppi sociali in cui il gioco d'azzardo è accettato e incoraggiato può aumentare la probabilità di sviluppare un comportamento problematico.
- **Disuguaglianze sociali:** Le disuguaglianze sociali possono essere un fattore di rischio per il gioco d'azzardo patologico, in quanto il gioco può essere visto come un modo per sfuggire alla propria condizione o per cercare una via d'uscita dalle difficoltà economiche.

Limiti dei modelli monovariati

Come hai giustamente sottolineato, i modelli che si concentrano su un unico fattore (sia esso psicologico, biologico o sociale) presentano dei limiti significativi.

- **Riduzionismo:** Ridurre il gioco d'azzardo patologico a una singola causa semplifica eccessivamente un fenomeno complesso e multifattoriale.
- **Ignoranza delle interazioni:** Non considera l'interazione tra i diversi fattori, che possono potenziarsi o mitigarsi a vicenda.
- **Mancanza di una visione olistica:** Non tiene conto della complessità dell'individuo e del suo ambiente, e non considera l'unicità di ogni storia personale.

Critica alla psicoanalisi radicale e alla psichiatria biologica

- **Psicoanalisi radicale:** L'eccessiva enfasi sugli aspetti inconsci e sulla storia personale del soggetto può portare a trascurare il ruolo dei fattori sociali e ambientali.
- **Psichiatria biologica:** La ricerca di una spiegazione esclusivamente genetica rischia di medicalizzare il problema e di sottovalutare l'importanza dei fattori psicologici e sociali.

Il mancato riconoscimento del gioco d'azzardo compulsivo come una vera e propria malattia sociale in Italia ha portato a una serie di conseguenze significative, limitando i diritti e le opportunità di coloro che ne sono affetti. Analizziamo più nel dettaglio le implicazioni di questa situazione:

- **Mancanza di prevenzione:** L'assenza di un riconoscimento ufficiale ha portato a una carenza di campagne informative e di prevenzione, soprattutto tra i giovani e le fasce più vulnerabili.
- **Difficoltà di accesso alle cure:** I giocatori d'azzardo patologici incontrano spesso difficoltà nel trovare strutture e professionisti sanitari adeguatamente formati per affrontare questa problematica.
- **Stigmatizzazione:** La mancanza di riconoscimento sociale può portare alla stigmatizzazione dei giocatori d'azzardo patologici, rendendo difficile per loro chiedere aiuto e integrarsi nella società.
- **Conseguenze socio-economiche:** Le conseguenze del gioco d'azzardo patologico si ripercuotono non solo sulla persona affetta, ma anche sulla sua famiglia e sulla comunità, causando problemi economici, sociali e relazionali.
- **Disparità rispetto ad altre dipendenze:** A differenza di altre dipendenze, come quella da alcol o da sostanze, il gioco d'azzardo compulsivo non gode degli stessi diritti e delle stesse tutele, limitando le possibilità di recupero e reinserimento sociale dei giocatori.

Il diritto alla cura:

L'articolo 32 della Costituzione italiana garantisce a tutti il diritto alla salute. Questo diritto dovrebbe essere esteso anche ai giocatori d'azzardo patologici, garantendo loro l'accesso a percorsi terapeutici adeguati e personalizzati.

Altre implicazioni:

Oltre al diritto alla cura, il riconoscimento del gioco d'azzardo compulsivo come malattia sociale avrebbe importanti implicazioni in altri ambiti, come:

- **Mantenimento del posto di lavoro:** I giocatori d'azzardo patologici che riescono a chiedere aiuto dovrebbero avere la possibilità di mantenere il proprio posto di lavoro, usufruendo di permessi e tutele simili a quelle previste per altre patologie.
- **Benefici di legge:** Sarebbe importante estendere ai giocatori d'azzardo patologici i benefici di legge previsti per altre categorie di persone con disabilità, come ad esempio agevolazioni fiscali o contributi per l'acquisto di beni e servizi.
- **Parificazione tributaria e fiscale:** Il trattamento fiscale delle vincite al gioco d'azzardo dovrebbe essere riformato, al fine di disincentivare il gioco patologico e di destinare maggiori risorse alla prevenzione e alla cura.

Conclusioni:

Il riconoscimento del gioco d'azzardo compulsivo come una vera e propria malattia sociale è un passo fondamentale per affrontare adeguatamente questa problematica. È necessario un impegno congiunto da parte delle istituzioni, degli operatori sanitari e della società civile per garantire ai giocatori d'azzardo patologici i diritti e le opportunità che meritano.

Analisi approfondita del disegno di legge del 2007 e delle sue implicazioni

Un passo avanti verso il riconoscimento e la cura

La presentazione del disegno di legge nel 2007 rappresentava un importante riconoscimento del gioco d'azzardo patologico come un problema di salute pubblica che richiedeva un intervento legislativo specifico. La finalità espressa nel primo articolo, ovvero quella di prevenire, curare e riabilitare i soggetti affetti e di sostenere le loro famiglie, è in linea con le raccomandazioni dell'Organizzazione Mondiale della Sanità e con le esigenze di tutela della salute dei cittadini.

Le problematiche connesse al gioco d'azzardo patologico

Come giustamente evidenziato, il gioco d'azzardo patologico non è solo un problema individuale, ma incide profondamente sulla vita familiare, sociale e lavorativa del soggetto coinvolto. Le ricerche scientifiche hanno ampiamente dimostrato come questa dipendenza comporti un aumento significativo del rischio di:

- **Problemi di salute mentale:** Depressione, ansia, disturbi del

sonno, pensieri suicidari.
- **Problemi economici:** Debiti, perdita del lavoro, difficoltà nel mantenere un tenore di vita adeguato.
- **Problemi relazionali:** Isolamento sociale, conflitti familiari, deterioramento delle relazioni interpersonali.

Il mancato attuazione della legge e le sue conseguenze

Nonostante l'importanza di questa proposta legislativa, ad oggi non è ancora stata attuata. Questa mancata attuazione ha avuto delle conseguenze significative:

- **Mancanza di una cornice normativa chiara:** L'assenza di una legge specifica ha reso più difficile l'intervento delle istituzioni e dei servizi sanitari.
- **Difficoltà nell'accesso alle cure:** I giocatori d'azzardo patologici hanno continuato a incontrare ostacoli nell'accesso a percorsi terapeutici adeguati.
- **Perpetuazione del problema:** La mancata attuazione di misure preventive e curative ha contribuito a mantenere alto il livello di diffusione del gioco d'azzardo patologico.

Il ruolo della prevenzione

La prevenzione rappresenta un elemento fondamentale nella lotta al gioco d'azzardo patologico. È necessario promuovere campagne informative rivolte alla popolazione generale, con particolare attenzione ai giovani, per sensibilizzare sui rischi connessi al gioco d'azzardo e sulle strategie per prevenirlo.

L'importanza della cura

La cura del gioco d'azzardo patologico richiede un approccio multidisciplinare che coinvolga professionisti della salute mentale, assistenti sociali e altri esperti. Sono necessarie terapie individualizzate e programmi di riabilitazione che aiutino i pazienti a superare la dipendenza e a ricostruire la propria vita.

Conclusioni

Il gioco d'azzardo patologico è un problema complesso che richiede un intervento urgente a livello legislativo, sociale e sanitario. L'attuazione del disegno di legge del 2007 rappresenterebbe un passo fondamentale verso il riconoscimento dei diritti dei giocatori d'azzardo patologici e verso la promozione di politiche pubbliche efficaci per la prevenzione e la cura di questa patologia.

Approfondiamo le connessioni tra gioco d'azzardo patologico, abuso di sostanze e salute fisica

Le conseguenze fisiche del gioco d'azzardo patologico sono spesso sottovalutate, ma hanno un impatto significativo sulla qualità di vita degli individui coinvolti.

Stress e disturbi fisici

Hai giustamente sottolineato come lo stress cronico legato al gioco d'azzardo possa portare a una vasta gamma di disturbi fisici. L'ansia e la tensione costante, tipiche dei giocatori patologici, innescano una serie di reazioni fisiologiche che a lungo andare possono danneggiare diversi organi e apparati.

Perché si verificano questi disturbi fisici?

- **Stile di vita malsano:** I giocatori patologici spesso trascurano l'alimentazione, il sonno e l'attività fisica, adottando stili di vita poco salutari che aggravano i problemi legati allo stress.
- **Automedicazione:** Alcuni giocatori ricorrono all'alcol o ad altre sostanze per alleviare l'ansia e la tensione, creando un circolo vizioso che peggiora la situazione.
- **Neglect di sé:** La preoccupazione costante per il gioco può portare a trascurare la propria salute e a ritardare la richiesta di cure mediche.

Il legame tra gioco d'azzardo, alcol e droghe

Lo studio canadese che hai citato conferma una correlazione significativa tra gioco d'azzardo e abuso di sostanze. **Perché si verifica questa co-occorrenza?**

- **Automedicazione:** Come già detto, l'alcol e le droghe vengono spesso utilizzati come automedicazione per alleviare lo stress e l'ansia legati al gioco.
- **Ambiente del gioco:** Nei casinò e in altri luoghi di gioco, l'alcol è spesso disponibile e viene promosso come parte dell'esperienza.
- **Meccanismi psicologici simili:** Sia il gioco d'azzardo che l'abuso di sostanze attivano i circuiti cerebrali del piacere e della ricompensa, creando una dipendenza simile.

Implicazioni cliniche e sociali

La comprensione della relazione tra gioco d'azzardo, abuso di sostanze e salute fisica ha importanti implicazioni cliniche e sociali:

- **Approccio multidisciplinare:** È fondamentale un approccio terapeutico che tenga conto di tutte le dimensioni del problema, coinvolgendo professionisti della salute mentale, tossicologi e altri specialisti.
- **Prevenzione integrata:** Le strategie di prevenzione devono essere mirate a ridurre sia il gioco d'azzardo che l'uso di sostanze, promuovendo stili di vita sani e fornendo supporto alle persone a rischio.
- **Politiche pubbliche:** È necessario un intervento legislativo più efficace per regolamentare il gioco d'azzardo e limitarne la diffusione, soprattutto tra i giovani.

In conclusione

Il gioco d'azzardo patologico ha un impatto profondo sulla salute fisica e mentale degli individui coinvolti. La co-occorrenza con l'abuso di sostanze aggrava ulteriormente la situazione, rendendo necessario un approccio terapeutico integrato e multidisciplinare.

L'impatto del gioco d'azzardo patologico sul coniuge: un quadro complesso

L'osservazione che hai condiviso è estremamente importante e sottolinea come il gioco d'azzardo patologico non sia un problema isolato, ma abbia un impatto profondo e multidimensionale sull'intero nucleo familiare.

Comportamenti autolesivi nel coniuge

Il fatto che i coniugi di giocatori patologici presentino spesso altri comportamenti autolesivi, come l'abuso di sostanze, disturbi alimentari o shopping compulsivo, evidenzia l'esistenza di un **circolo vizioso** e di un **disagio psicologico profondo** all'interno della famiglia.

- **Meccanismi di coping:** Questi comportamenti possono essere interpretati come **meccanismi di coping** messi in atto per far fronte allo stress e all'ansia provocati dalla situazione familiare.
- **Vulnerabilità preesistente:** È possibile che alcune persone siano più predisposte a sviluppare comportamenti compulsivi e che la situazione di stress legata al gioco del partner possa innescare o

aggravare questi disturbi.
- **Modello di comportamento:** In alcuni casi, i comportamenti problematici del coniuge possono fungere da **modello** per il partner, che a sua volta sviluppa comportamenti simili.

Problemi di salute fisica nel coniuge

I problemi di salute fisica riscontrati nei coniugi di giocatori patologici, come mal di testa, disturbi gastrointestinali e difficoltà respiratorie, sono spesso legati allo **stress cronico** e all' **ansia**.

- **Stress psicologico:** La preoccupazione costante per le conseguenze economiche del gioco, le liti frequenti, la paura del futuro e l'isolamento sociale possono indebolire il sistema immunitario e predisporre a diverse patologie.
- **Disturbi del sonno:** L'insonnia e gli altri disturbi del sonno sono spesso associati allo stress e possono ulteriormente aggravare i problemi di salute fisica.

Impatto psicologico sul coniuge

L'impatto psicologico sul coniuge è enorme e può portare allo sviluppo di:

- **Ansia e depressione:** La preoccupazione costante per le conseguenze del gioco, la sensazione di impotenza e la perdita di controllo sulla situazione possono portare allo sviluppo di disturbi d'ansia e depressione.
- **Isolamento sociale:** La vergogna, la paura del giudizio e il desiderio di proteggere la propria famiglia possono spingere il coniuge a isolarsi socialmente.
- **Disturbi della personalità:** In alcuni casi, lo stress prolungato può portare allo sviluppo di disturbi della personalità.

Conclusioni e implicazioni cliniche

È fondamentale riconoscere che il gioco d'azzardo patologico ha un impatto significativo non solo sul giocatore, ma anche sulla sua famiglia. **Un approccio terapeutico efficace deve quindi essere centrato sulla famiglia e coinvolgere sia il giocatore che il coniuge.**

Le implicazioni cliniche sono molteplici:

- **Terapia di coppia:** La terapia di coppia può aiutare i coniugi a comunicare in modo più efficace, a gestire lo stress e a sviluppare strategie di coping più sane.

- **Gruppi di auto-mutuo aiuto:** I gruppi di auto-mutuo aiuto possono fornire un luogo sicuro per condividere le proprie esperienze e ricevere supporto da altre persone che stanno affrontando la stessa situazione.
- **Interventi psicoeducativi:** È importante fornire ai coniugi informazioni sulle dinamiche del gioco d'azzardo patologico e sulle risorse disponibili.

In conclusione, il gioco d'azzardo patologico è un problema complesso che ha ripercussioni profonde sulla vita di tutti i membri della famiglia. Un approccio multidisciplinare e centrato sulla persona è fondamentale per affrontare questa problematica e promuovere il benessere dei soggetti coinvolti.

L'impatto del gioco d'azzardo patologico sul coniuge: un quadro complesso

L'osservazione che hai condiviso è estremamente importante e sottolinea come il gioco d'azzardo patologico non sia un problema isolato, ma abbia un impatto profondo e multidimensionale sull'intero nucleo familiare.

Comportamenti autolesivi nel coniuge

Il fatto che i coniugi di giocatori patologici presentino spesso altri comportamenti autolesivi, come l'abuso di sostanze, disturbi alimentari o shopping compulsivo, evidenzia l'esistenza di un **circolo vizioso** e di un **disagio psicologico profondo** all'interno della famiglia.

- **Meccanismi di coping:** Questi comportamenti possono essere interpretati come **meccanismi di coping** messi in atto per far fronte allo stress e all'ansia provocati dalla situazione familiare.
- **Vulnerabilità preesistente:** È possibile che alcune persone siano più predisposte a sviluppare comportamenti compulsivi e che la situazione di stress legata al gioco del partner possa innescare o aggravare questi disturbi.
- **Modello di comportamento:** In alcuni casi, i comportamenti problematici del coniuge possono fungere da **modello** per il partner, che a sua volta sviluppa comportamenti simili.

Problemi di salute fisica nel coniuge

I problemi di salute fisica riscontrati nei coniugi di giocatori patologici, come mal di testa, disturbi gastrointestinali e difficoltà respiratorie, sono spesso legati allo **stress cronico** e all'**ansia**.

- **Stress psicologico:** La preoccupazione costante per le conseguenze economiche del gioco, le liti frequenti, la paura del futuro e l'isolamento sociale possono indebolire il sistema immunitario e predisporre a diverse patologie.
- **Disturbi del sonno:** L'insonnia e gli altri disturbi del sonno sono spesso associati allo stress e possono ulteriormente aggravare problemi di salute fisica.

Impatto psicologico sul coniuge

L'impatto psicologico sul coniuge è enorme e può portare allo sviluppo di:

- **Ansia e depressione:** La preoccupazione costante per le conseguenze del gioco, la sensazione di impotenza e la perdita di controllo sulla situazione possono portare allo sviluppo di disturbi d'ansia e depressione.
- **Isolamento sociale:** La vergogna, la paura del giudizio e il desiderio di proteggere la propria famiglia possono spingere il coniuge a isolarsi socialmente.
- **Disturbi della personalità:** In alcuni casi, lo stress prolungato può portare allo sviluppo di disturbi della personalità.

Conclusioni e implicazioni cliniche

È fondamentale riconoscere che il gioco d'azzardo patologico ha un impatto significativo non solo sul giocatore, ma anche sulla sua famiglia. **Un approccio terapeutico efficace deve quindi essere centrato sulla famiglia e coinvolgere sia il giocatore che il coniuge.**

Le implicazioni cliniche sono molteplici:

- **Terapia di coppia:** La terapia di coppia può aiutare i coniugi a comunicare in modo più efficace, a gestire lo stress e a sviluppare strategie di coping più sane.
- **Gruppi di auto-mutuo aiuto:** I gruppi di auto-mutuo aiuto possono fornire un luogo sicuro per condividere le proprie esperienze e ricevere supporto da altre persone che stanno affrontando la stessa situazione.
- **Interventi psicoeducativi:** È importante fornire ai coniugi informazioni sulle dinamiche del gioco d'azzardo patologico e sulle risorse disponibili.

In conclusione, il gioco d'azzardo patologico è un problema

complesso che ha ripercussioni profonde sulla vita di tutti i membri della famiglia. Un approccio multidisciplinare e centrato sulla persona è fondamentale per affrontare questa problematica e promuovere il benessere dei soggetti coinvolti.

L'impatto sui figli dei giocatori patologici è particolarmente preoccupante. La crescita in un ambiente familiare instabile e caratterizzato da tensioni economiche e psicologiche può avere conseguenze a lungo termine sullo sviluppo emotivo e comportamentale dei bambini.

Riassumiamo i principali rischi per i figli:

- **Rischio più elevato di suicidio:** Questo dato è allarmante e sottolinea la gravità delle conseguenze emotive che i figli possono subire.
- **Risultati scolastici inferiori:** Le preoccupazioni legate alla situazione familiare possono distrarre i ragazzi dallo studio, portando a un peggioramento del rendimento scolastico.
- **Abuso di sostanze:** Come i genitori, i figli possono sviluppare comportamenti autodistruttivi come l'abuso di alcol e droghe, cercando di alleviare lo stress e il disagio.
- **Maggiore rischio di sviluppare il gioco d'azzardo:** L'esposizione al gioco d'azzardo in famiglia può aumentare la probabilità che i figli sviluppino a loro volta problemi con il gioco.

I costi sociali ed economici

Lo studio canadese che hai citato evidenzia chiaramente i **costi economici** legati al gioco d'azzardo patologico. I ritardi sul lavoro, l'assenteismo e la diminuzione della produttività sono solo alcuni degli effetti negativi che questa dipendenza può avere sul mondo del lavoro.

Altri costi sociali da considerare:

- **Aumento della criminalità:** In alcuni casi, i giocatori patologici possono ricorrere a comportamenti illegali per procurarsi denaro.
- **Carico sui servizi sociali:** Le famiglie colpite dal gioco d'azzardo spesso necessitano di supporto psicologico, sociale ed economico, aumentando il carico sui servizi pubblici.

Conclusioni

Il gioco d'azzardo patologico è un problema complesso con conseguenze devastanti a livello individuale, familiare e sociale. È fondamentale che vengano adottate misure preventive e curative efficaci per contrastare questa dipendenza e proteggere le persone più vulnerabili.

Il gioco d'azzardo, nella sua evoluzione storica, ha indubbiamente attraversato una trasformazione complessa, passando da un'attività ludica e sociale a una vera e propria patologia con profonde implicazioni individuali e sociali.

Il gioco come "ludens" nelle società antiche e moderne

- **Gioco come elemento fondante della cultura:** In molte culture antiche, il gioco era inteso come un momento di aggregazione sociale, di apprendimento e di sviluppo delle capacità cognitive. Era spesso legato a rituali religiosi e aveva un significato simbolico profondo.
- **Evoluzione del gioco con le trasformazioni sociali:** Con l'avvento della modernità, il gioco si è progressivamente sganciato dalle sue radici culturali e ha assunto forme sempre più individualistiche e competitive.
- **Il ruolo delle nuove tecnologie:** L'avvento delle tecnologie digitali ha ulteriormente trasformato il modo di giocare, rendendolo più accessibile e anonimo.

Il gioco d'azzardo patologico: un fenomeno complesso

- **Il gioco come dipendenza:** Il gioco d'azzardo patologico è riconosciuto come una vera e propria dipendenza, caratterizzata da una perdita di controllo sull'impulso a giocare, nonostante le conseguenze negative.
- **Fattori di rischio:** Numerosi fattori possono contribuire allo sviluppo del gioco d'azzardo patologico, tra cui fattori genetici, psicologici e sociali.
- **Impatto sulla vita:** Il gioco d'azzardo patologico ha un impatto devastante sulla vita degli individui, delle loro famiglie e della società in generale, causando problemi economici, relazionali e di salute.

Il legame tra gioco "ludens" e gioco patologico

- **La sottile linea:** La distinzione tra gioco come attività ludica e gioco patologico è spesso sottile e può essere difficile da tracciare.

- **Il ruolo delle aspettative:** Le aspettative irrealistiche di vincita e la ricerca di emozioni forti possono trasformare un'attività ludica in una dipendenza.
- **La vulnerabilità individuale:** Alcuni individui sono più vulnerabili allo sviluppo del gioco d'azzardo patologico a causa di fattori personali o di situazioni di vita particolarmente stressanti.

Il ruolo delle trasformazioni culturali ed economiche

- **La società del consumo:** La società contemporanea, basata sul consumo e sull'edonismo, può favorire lo sviluppo di comportamenti impulsivi e la ricerca immediata del piacere, come il gioco d'azzardo.
- **La globalizzazione:** La globalizzazione ha reso il gioco d'azzardo sempre più accessibile, attraverso internet e i casinò online, aumentando il rischio di sviluppare una dipendenza.

Conclusioni Il gioco d'azzardo, da attività ludica e sociale, si è trasformato in un fenomeno complesso e multifattoriale con profonde implicazioni individuali e sociali. Per affrontare efficacemente il problema del gioco d'azzardo patologico è necessario un approccio multidisciplinare che tenga conto delle sue radici storiche, culturali e sociali.

www.ingramcontent.com/pod-product-compliance
Lightning Source LLC
Chambersburg PA
CBHW070354230526
45471CB00006B/2570